U0295101

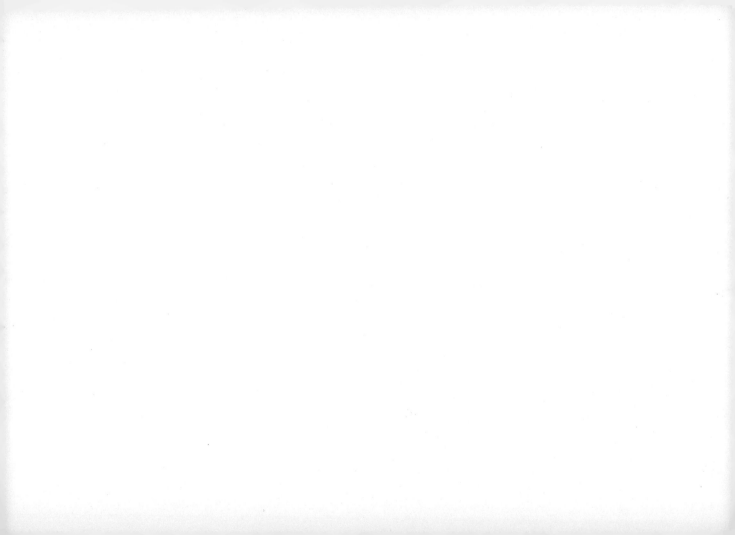

ICU 超声手册

The ICU Ultrasound Pocket Book

第 4 版

主　编　Keith Killu，Scott Dulchavsky，Victor Coba

主　审　严　静　浙江医院

主　译　徐　鹏　兰州军区兰州总医院
　　　　　　　　浙江医院

　　　　耿智隆　兰州军区兰州总医院

　　　　袁红斌　上海长征医院

副主译　刘　东　兰州军区兰州总医院

　　　　陈　进　浙江医院

　　　　夏燕飞　浙江医院

人民卫生出版社

The ICU Ultrasound Pocket Book（Fourth Edition），ISBN 978-0-9897205-2-6，Copyright©2015 by Keith Killu, Scott Dulchavsky, Victor Coba

图书在版编目（CIP）数据

ICU 超声手册 /（美）基路（Killu，K.）主编；徐鹏，耿智隆，袁红斌译 . —北京：人民卫生出版社，2015
ISBN 978–7–117–21831–3

I.① I… Ⅱ.①基… ②徐… ③耿… ④袁… Ⅲ.①险症 – 超声波诊断 Ⅳ.①R459.7

中国版本图书馆 CIP 数据核字（2015）第 287476 号

人卫社官网	www.pmph.com	出版物查询，在线购书	
人卫医学网	www.ipmph.com	医学考试辅导，医学数据库服务，医学教育资源，大众健康资讯	

版权所有，侵权必究！
图字：01-2015-3634

ICU 超声手册

主　　译：徐　鹏　耿智隆　袁红斌
出版发行：人民卫生出版社（中继线 010-59780011）
地　　址：北京市朝阳区潘家园南里 19 号　　　　　　　　　邮　编：100021
E-mail：pmph @ pmph.com　　　　购书热线：010-59787592　010-59787584　010-65264830
印　　刷：北京盛通印刷股份有限公司　　经　销：新华书店　　　开　本：889×1194　1/32
印　　张：9　　　　　　　　　　　字　数：248 千字
版　　次：2016 年 4 月第 1 版　2025 年 4 月第 1 版第 12 次印刷
标准书号：ISBN 978-7-117-21831-3/R・21832　　　　　　　定　价：100.00 元
打击盗版举报电话：010-59787491　　E-mail：WQ @ pmph.com
（凡属印装质量问题请与本社市场营销中心联系退换）

译　者

王公校　兰州军区兰州总医院

王红梅　浙江医院

刘　东　兰州军区兰州总医院

何星颖　上海长征医院

陈　进　浙江医院

袁红斌　上海长征医院

耿智隆　兰州军区兰州总医院

夏燕飞　浙江医院

徐　鹏　兰州军区兰州总医院

　　　　浙江医院

曹　虹　兰州军区兰州总医院

蒋京京　上海长征医院

DEDICATION

—————

I dedicate this small measure of work to
My Mother, for all your sacrifices
My Wife, for always being there
And
All Ultrasound enthusiasts on earth and in space.
        Keith Killu MD, FCCM, Detroit

To those ultrasound explorers who inspired us and to the future generations who will show us new enabling possibilities with this remarkable tool.
        Scott A. Dulchavsky MD PhD, Detroit

To my wife and family for their love, support and patience throughout the entire project and the inspiration for upcoming future endeavors.
        Victor Coba MD, Detroit

AUTHORS

Leads

Keith Killu MD, FCCM, RDMS, RDCS

Clinical Assistant Professor/Wayne State University School of Medicine.

Critical Care medicine/Dept. of Surgery, Henry Ford Hospital, Detroit, Michigan.

Scott A. Dulchavsky MD,PhD

Professor/Wayne State University School of Medicine.

Chairman/Dept. of Surgery, Henry Ford Hospital.

Victor Coba MD

Critical Care Medicine/Emergency Medicine.

Staff Physician/Dept. of Emergency Medicine. Henry Ford Hospital.

AUTHORS

Authors

Karthikeyan Ananthasubramaniam MD, FACC, FASE

Associate Professor of Medicine/
Wayne State University School of Medicine. Director of Nuclear Cardiology and Echo cardiography Lab/ Dept. of cardiology, Henry Ford Hospital

David Amponsah MD, RDCS

Assistant Clinical Professor/Wayne State University School of Medicine
Ultrasound Director/ Dept. of Emergency Medicine, Henry Ford Hospital

J. Antonio Bouffard MD

Senior Staff Radiologist/Bone Radiology Division
Department of Diagnostic Radiology,
Sinai Grace Hospital, Detroit, Michigan

Abigail Brackney MD

Staff Physician
Dept. of Emergency Medicine
Beaumont Hospital, Detroit, Michigan

Brian M. Craig MD

Ultrasound Section Leader
Dept. of Radiology, Henry Ford Hospital

Mark Favot MD, RDMS, RDCS

Assistant Clinical Professor/Wayne State University. Ultrasound Director/
Dept. of Emergency Medicine, Sinai Grace Hospital, Detroit, Michigan

Kathleen Garcia FASE, RVT

Wyle Integrated Science & Engineering
Houston, Texas

Patrick R. Meyers BS, RDMS, RDCS, RVT, Owner

Musculoskeletal Ultrasound of Wisconsin

Michael Mendez MD, RDCS

Associate Director Medical ICU
Pulmonary/Critical Care. Henry Ford Hospital

Jennifer Milosavljevic MD

Staff Physician
Dept. of OB/GYN, Henry Ford Hospital

Luca Neri, MD

Professor/USCME Project Director
Past President, WINFOCUS
Critical Care. A. O. Niguarda Ca' Granda Hospital, Milano, Italy.

Kathleen O'Connell

Wayne State University School of Medicine
Detroit, Michigan

Ashot Sargsyan, MD

Wyle Integrated Science & Engineering
Houston, Texas

AUTHORS

Authors (cont.)

Amy Sisley, MD, MPH

Division Chief, Acute Care Surgery

Henry Ford Hospital

Enrico Storti, MD

USCME Project Codirector, WINFOCUS

Critical Care. A. O. Niguarda Ca' Granda Hospital. Milano, Italy

Guillermo Uriarte RN,RDCS,RCVT

Technical Director, Lead Echo Sonographer

Dept. of Noninvasive Cardiology. Henry Ford Hospital

Gabriele Via, MD

Editorial Board/Critical Ultrasound Journal

Department of Anesthesia & Intensive Care

University of Pavia. Pavia, Italy

Contributors

Jack Butler

Media Specialist, Surgical Imagineer

Dept. of Surgery/Henry Ford Hospital

Butler Graphics, Inc., CEO

Neil Rudzinski

Media Specialist 3D Visualization

Dept. of Surgery/Henry Ford Hospital

Volunteers

Peter Altshuler

Daniel Berardo

Alexandria Dulchavsky

Jessica Ede

Michael Nowak

Caitlin Reddy

Elizabeth Watchowski

序

随着床边超声的普及，精准医疗时代的到来，越来越多的临床医生开始使用超声。可视化是精准医疗的突出代表之一，超声功不可没，这个被临床医生喻为"看得见的听诊器"，在国外发达国家和地区已经有了广泛的应用，成为重症、麻醉和急诊等领域协助医师进行诊疗的重要工具，极大地提高了各类诊断的时效性及各类操作的准确性，是重症医学领域内重要的发展方向之一。

在美国国家航空航天局资助下编写的这本 *The ICU Ultrasound Pocket Book*，自 2010 年第一版以来，至今已经是第四版了。这本书系统全面，涵盖了当下最新的超声临床应用技术，有着非常规范的操作技术流程，简明扼要，配图清晰，并附有超声视频可供学习，可以作为临床医生非常宝贵的超声教材。

徐鹏博士在麻醉、ICU 领域内的超声应用积累了丰富的临床经验，其团队的翻译工作，让我们又获得了一本学习超声的素材，相信这本口袋书的出版，会更有利于包括重症医生在内的所有临床医生学习超声，能够让超声操作进一步规范化，让软、硬件能够配合起来得到更加充分的应用，最终给中国的患者带来福音！

主任医师、教授、博导
浙江医院院长
2015 年 11 月

前　　言

　　2012年我在美国匹兹堡大学医学中心临床观摩的时候，接触到了超声引导下的神经阻滞技术。过去依靠体表标志来定位的各种穿刺操作，如今变得可视。2014年，我与浙江医院麻醉科夏燕飞主任合作，翻译出版了《神经阻滞解剖图谱（第三版）》。超声的引入，是这个版本最大的亮点。

　　临床实践中我逐渐发现，超声对于麻醉专业，远不止于在神经阻滞方面的应用。在危重患者的循环功能评估，创伤患者胸腹部伤情评估等方面，超声同样可以给出实时、直观的评估依据。2015年春节过后，我便选定了这本 The ICU Ultrasound Pocket Book 进行学习、翻译。

　　无论危重症医学还是麻醉学，可视化俨然成为了一个浪潮。希望本书的中文版，能够帮助到每一位渴望提高医疗质量、造福患者的临床医生。

　　感谢兰州军区兰州总医院给予本书翻译及出版的资助。

　　感谢原作者 Keith Killu 教授对我的信任，授予我翻译的机会，以及翻译过程中给予我的持续帮助。

　　感谢翻译团队每一位成员的付出，也感谢我的家人给予我的支持。

兰州军区兰州总医院
浙江医院

原 版 序

　　这本《ICU 超声手册》非常简洁，特别是针对初学者或有一定超声基础的急诊科医师、ICU 医师，使他们能够将床旁超声应用于临床实践中。

　　为了便于培训宇航员进行快速超声诊断以及指导 ICU 医师应用超声，世界知名的超声学家和美国宇航局的研究者一起共同编写了此书。

　　本手册覆盖了日益扩展的超声临床应用，并增添了新的内容。

Scott A. Dulchavsky MD PhD

原 版 前 言

床旁超声,是近年来 ICU 病房里最大的技术革新。便宜、便携、更高分辨率的超声仪的出现,使得床旁超声更为可行。床旁超声为何能激发 ICU 医师的兴趣? 超声能够提供"终极"诊断。对于病情不稳定的患者,超声能够针对心脏、肺脏、腹部、肾脏以及血管的结构与功能进行快速评估。相当多的猜测性的工作变得更为精确,同时减少了转运患者去放射科的潜在的、不必要的风险。此外,一些依靠体表标志的盲探性的操作也能够变得可视化,使得风险更小,更快速,给患者带来的伤害也更少。

相比急诊科医师,ICU 医师掌握这门技术相对较晚,但是,这一现状也在迅速改变。超声应用于 ICU 患者的文献越来越多。近期关于明确 ICU 超声内容和资格的指南已经发布了。未来,随着培训和考核指南的发布,ICU 超声这门学科将会更加完善。

本手册是一本开创性的教材,它针对 ICU 医师,指导他们如何获取图像、诠释图像、逐步操作。和 ICU 医师一样,医学生、护士、助理医师、住院医师、主诊医师均能从这本《ICU 超声手册》中学到知识。

John M. Oropello, MD, FCCM, FCCP, FACP

Program Director, Critical Care Medicine

Professor of Surgery & Medicine. Mount Sinai School of Medicine. New York, N.Y.

推荐阅读

General Ultrasound in the Critically Ⅲ , *D. Lichtenstein*

The Echo Manual, *Jae K. Oh*

Ultrasound Scanning, Principals and Protocols, *Betty Tempktin*

Diagnostic and Surgical Imaging Anatomy, *Ahuja*

Emergency Ultrasound, *O. John Ma*

目　录

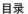

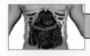

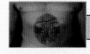

第一章

基础知识、设备及专业术语

ASHOT SARGSYAN, MD
KATHLEEN GARCIA, FASE, RVT
李燕 译,耿智隆 校

目 录

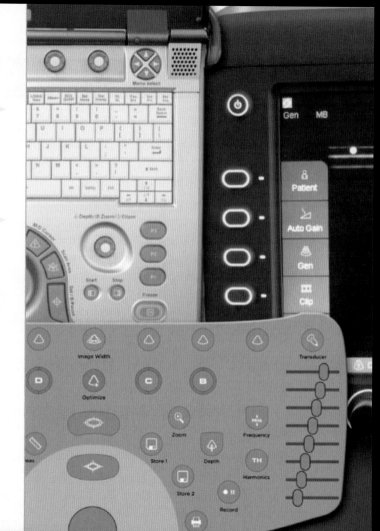

波长

超声波在一个周期中传播的距离。

频率

超声波在一秒内重复的次数。1Hz= 一个周期 / 秒。超声波的频率一般为 2~12MHz。

速率

超声波穿过一个介质的速度取决于该介质的密度。

穿过软组织的速度为 1540m/s。

振幅

超声波的峰值压力(振幅越高,返回的波越亮)。

图 1.1　波长

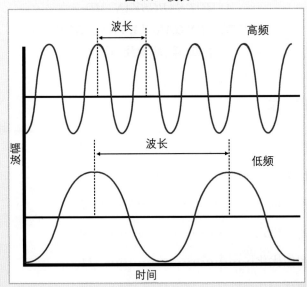

反射

　　反射是指部分超声波被重新定向到发射源。反射是超声扫描的基础。超声束越垂直于目标结构，反射与成像就越好。

折射

　　折射是指超声波在两种密度不同介质的交界面被改变方向。

声功率

　　探头发射的能量。这种能量应该是最小的。

　　　　低至合理可行（ALARA）原则，是指产生组织生物效应能量的最小化的原则。

图 1.2　反射和折射

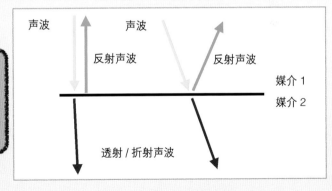

声波　　　　　　声波

反射声波　　　　反射声波

媒介 1
媒介 2

透射 / 折射声波

分辨率

纵向分辨率

用于区分平行于超声束的两个紧密相连的结构。可以通过使用高频探头来改善。

横向分辨率

用于区分同一深度两个紧密相连的结构。可通过调整焦段来改善。

图 1.3　分辨率

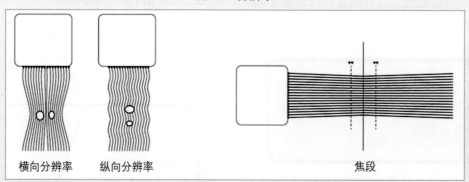

横向分辨率　　　纵向分辨率　　　　　　　　　　　焦段

探　头

压电效应

　　超声探头内的核心部件为压电晶体。当有电流通过时,晶体会产生可穿过组织的超声波。超声波被组织反射回到探头(晶体表面)时,晶体又将机械能(压力)转换为电信号。

　　医用探头由一组或数组晶体沿探头表面排列而成。

　　顺序矩阵探头内的晶体被顺序激活,每个晶体发射超声波并接收到返回波后,下一个晶体才被激活。通常线阵探头和凸阵探头属于这种类型。

　　相控阵探头仅含有一组晶体,发射超声波并接收到返回波后,晶体会轻微调整角度后再次发射超声波,如此重复,直到扫描完成。常用的心脏探头就属于这种类型。

图 1.4　探头类型

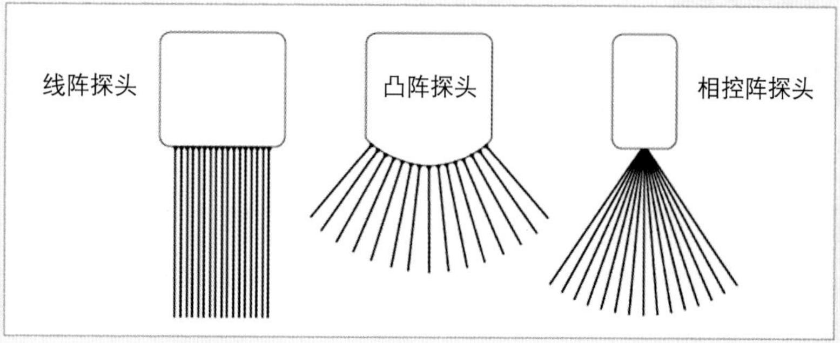

线阵探头　　凸阵探头　　相控阵探头

探 头

图 1.5 探头类型

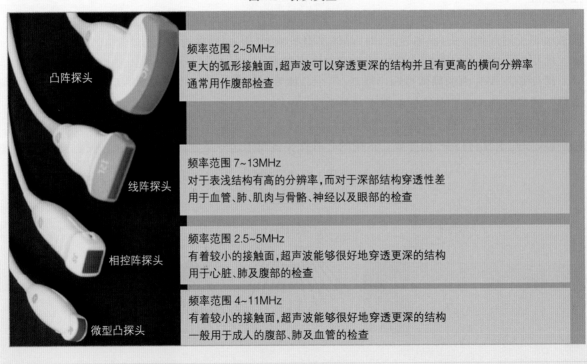

凸阵探头
频率范围 2~5MHz
更大的弧形接触面,超声波可以穿透更深的结构并且有更高的横向分辨率
通常用作腹部检查

线阵探头
频率范围 7~13MHz
对于表浅结构有高的分辨率,而对于深部结构穿透性差
用于血管、肺、肌肉与骨骼、神经以及眼部的检查

相控阵探头
频率范围 2.5~5MHz
有着较小的接触面,超声波能够很好地穿透更深的结构
用于心脏、肺及腹部的检查

微型凸探头
频率范围 4~11MHz
有着较小的接触面,超声波能够很好地穿透更深的结构
一般用于成人的腹部、肺及血管的检查

图 1.6　超声机

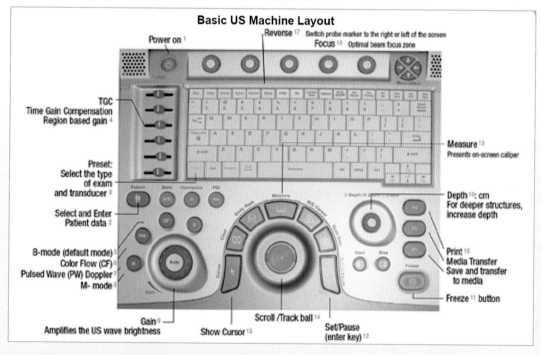

1. **电源:**开、关机。

2. **患者:**选择,进入并输入患者的数据。

3. **预设:**预先设定检查类型和探头。

4. **TGC:**时间增益补偿,调整不同深度的增益。

5. **B 模式(默认模式):**亮度模式。实时以灰度来显示目标结构,也被称为二维模式。

6. **彩色血流(CF):**也被称为彩色多普勒模式。检测血液的流动和方向。

7. **脉冲(PW)多普勒:**实时显示光标处(心脏或血管)的血流频谱,能反映出血流方向,有无层流,流速及其它指标。

8. **M 模式:**运动模式。该模式下,显示光标处解剖结构的运动。

9. **增益:**放大图像的亮度。

10. **深度:**使超声聚焦于目标区域。增加深度,以便于观察更深处的组织。

11. **冻结:**显示图像快照。

12. **设置 / 暂停:**类似于电脑鼠标按钮。

13. **测量:**调出卡尺进行测量。

14. **轨迹球:**滚动以移动光标。

15. **光标:**按此键可以使光标出现或消失。

16. **打印和多媒体:**打印或传输数据。

17. **切换:**切换屏幕指示点的位置。

18. **聚焦:**将超声波聚焦在目标深度以获得更好的分辨率和图像质量。

波长:超声波在一个周期中传播的距离。

频率:超声波在一秒内重复的次数。1Hz= 一个周期 / 秒。超声波的频率一般为 2~12MHz。

声功率:由探头发出的能量的总和。

ALARA:低至合理可行。这一原则是指,将作用于组织的声学能量降至最低。

灰阶:根据超声波的强度将返回的超声波按照灰度分层(通常由白到黑分为 256 层)。强反射的解剖结构有着高回声,低反射的结构为低回声。

反射:部分超声波返回其发射源。

折射:超声波在两种密度不同介质的交界面被改变方向。

空间分辨率:超声机辨识组织细节的能力。

纵向分辨率:用于区分平行于超声束的两个紧密连接的结构。可以通过使用高频探头来改善。

横向分辨率:用于区分同一深度下的两个紧密相连的结构。可通过调整焦段来改善。

图 1.7　M 模式

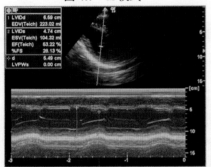

图 1.8　脉搏波多普勒

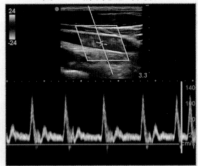

图 1.9　B 模式

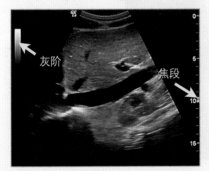

图 1.10　彩色血流

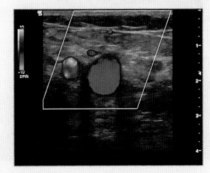

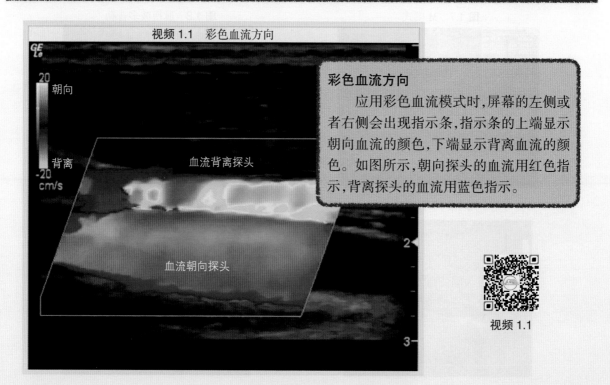

视频 1.1　彩色血流方向

彩色血流方向

　　应用彩色血流模式时,屏幕的左侧或者右侧会出现指示条,指示条的上端显示朝向血流的颜色,下端显示背离血流的颜色。如图所示,朝向探头的血流用红色指示,背离探头的血流用蓝色指示。

视频 1.1

图 1.11　增益

图 1.12　深度

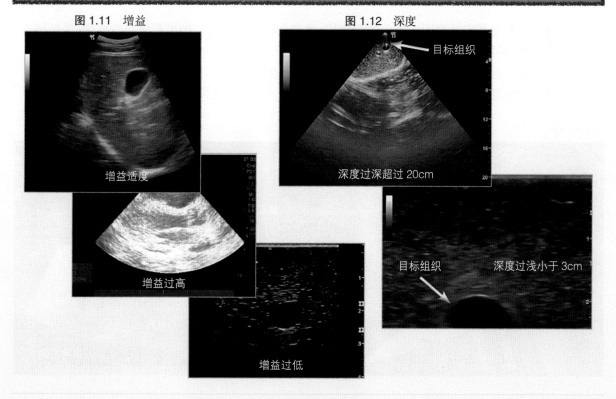

目标组织

增益适度

深度过深超过 20cm

增益过高

增益过低

目标组织

深度过浅小于 3cm

图 像 定 位

　　每个检查部位都需要在两个切面进行扫描,通常为横向和纵向。如果在横向扫描,探头标记点朝向患者右侧,屏幕标记点在默认位置(屏幕的左侧)。

- 探头标记点一侧的组织结构,会显示在屏幕标记点一侧。
- 患者右侧组织的超声图像,会投射在屏幕的左侧,类似 CT 成像方向。

图 1.13　图像定位

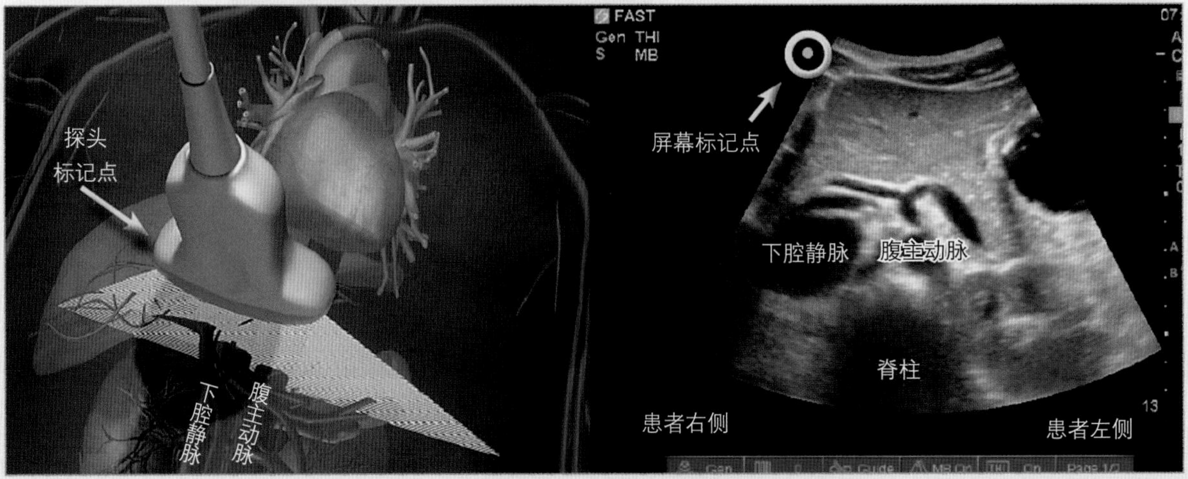

图 像 定 位

如果要得到长轴图像(矢状面),将探头标记点朝向患者的头端,确认屏幕标记点在默认位置(屏幕左侧)。该切面会将患者头端的结构投射到屏幕左侧。

图 1.14 图像定位 　　　　　　　　　　　　　图 1.15 下腔静脉

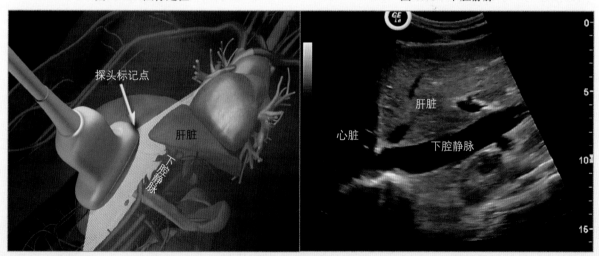

术　语

回声

超声是利用回声来成像的。

以肝脏的图像作为参照，将其周围结构的图像描述为"高回声"或者"低回声"。

无回声 / 黑色

没有回声的图像(黑色)。

常为充满液体的结构。

骨头或者结石的"声学阴影"也是无回声的。

低回声 / 浅灰

与作为参考的肝脏图像相比，灰度更浅。

等回声 / 灰色

与肝脏灰度相似。

高回声 / 白色

比肝脏灰度更亮。例如筋膜层，钙化区，骨表面，含气结构以及伪影。

伪影

与解剖结构在形态上不一致的超声影像。通常会延伸到屏幕边缘。

空气或者骨性结构能够终止伪影。

可随探头的移动而移动。

声影

在高反射表面后的无回声或者低回声阴影(如结石或骨质)。

镜像

出现在强反射表面(如膈肌)两侧的对称图像。

混响伪影

等距离的高回声。

超声波在两个高反射表面之间被"困住"并在其间反弹。

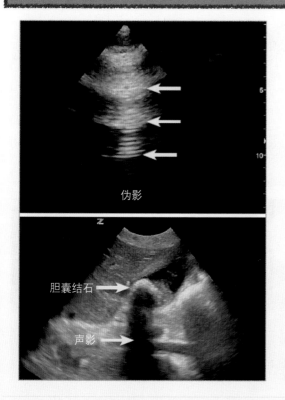

伪影

胆囊结石

声影

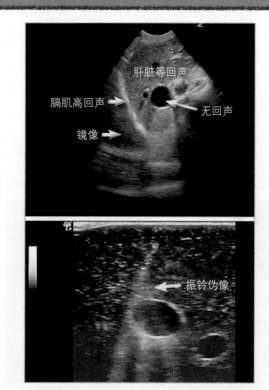

肝脏等回声

膈肌高回声

无回声

镜像

振铃伪像

检 查 手 法

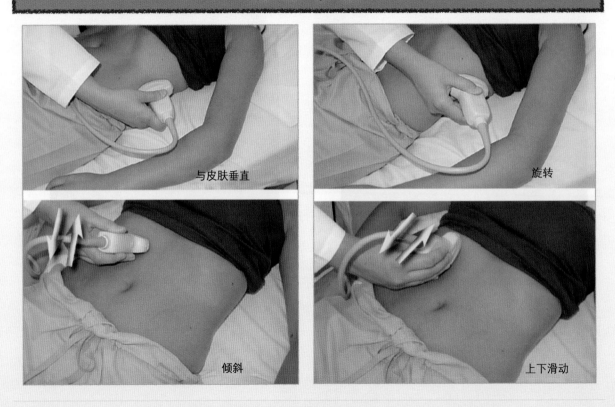

与皮肤垂直

旋转

倾斜

上下滑动

不同厂家的超声机,操作原则基本相同。熟悉你的机器。

确定一个需要通过超声检查来回答的**问题**,比如:

- 有胸腔积液吗?
- 左心室舒张末期容积是多少?
- 颅内压增高了吗?
- 静脉穿刺最安全的路径在哪里?

准备超声机和所需的探头、耦合剂。如果检查需要,还要准备无菌套。将超声放置在床旁,屏幕视角要舒适。避免强光照射。

开始

1. 打开机器。
2. 输入患者资料。
3. 选择探头。
4. 预设所有的时间增益补偿按键在中间位置,根据需要调节。
5. 以 B 模式开始,所有机器默认的是 B 模式 (2D)。
6. 屏幕标记点在屏幕左方(默认),心脏检查时是在右方。将探头涂上耦合剂。

7. 开始超声检查。
8. 调节增益。
9. 调节深度,使目标结构处于屏幕中心。注意屏幕右方的深度标尺。
10. 将焦段调至目标区域,以改善图像质量。
11. 开始超声扫描。

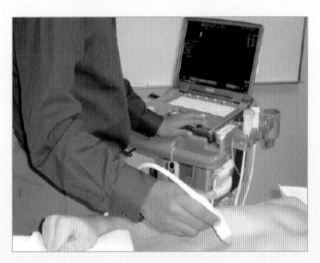

第二章

心 脏 超 声

KEITH KILLU, M.D.

KARTHIKEYAN ANANTHASUBRAMANIAM, MD

GUILLERMO URIARTE, RN

李燕 译,徐鹏 校

目 录

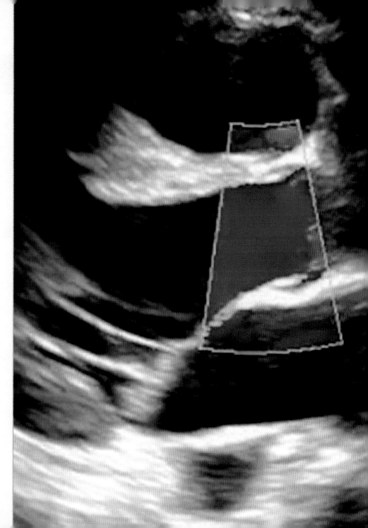

B 型超声:通过黑白亮度来反映解剖结构。

M 型超声:随时间变量动态评估器官结构。该模式通常用来测量距离和深度。

彩色血流多普勒:用于获取血流动力学和解剖学信息。

连续和脉冲多普勒:用于血流动力学的评估,计算速度与压力。

心脏模块:内建在超声仪器内的计算软件。

图 2.1　B 型超声

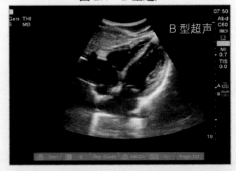

图 2.2　B 型和 M 型超声

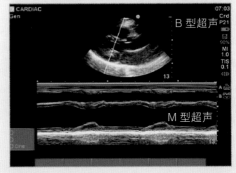

患者体位

大多数危重患者都只能处于仰卧位进行检查。如果可能,患者取左侧卧位,可以使心脏更靠近胸壁,从而提高胸骨旁切面和心尖切面的成像质量。

操作设置

扫描标记点设置在屏幕的右侧。

默认扫描深度为 15cm,可根据需要调节。

先用 B 型超声开始扫描。

探头类型

相控(心脏)探头:

2.5~5MHz,体积小,可以在肋间扫描。

凸阵(腹部)探头:

2~5MHz,大部分用于剑突下切面创伤超声重点评估时。

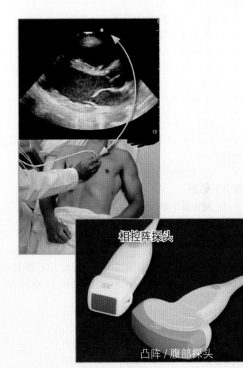

相控阵探头

凸阵 / 腹部探头

21

探头摆放位置（C,Cardiac,心脏）

依据探头位置与标记点方向的不同定义了下述"切面"。可根据患者病情和体位选择相应的切面。

C1：胸骨旁切面

- 探头放置于胸骨左缘第3~4肋间。
- 超声束指向脊柱。
- 长轴切面：探头标记点在10点钟方向。
- 短轴切面：探头标记点在2点钟方向。

C2：心尖切面

- 探头放置于第5/6肋间,心尖搏动最强处。
- 超声束指向右肩。
- 四腔心切面：探头标记点在3点钟方向。
- 五腔心切面：探头标记点在3点钟方向并轻微将超声束向头端倾斜。
- 二腔心切面：探头标记点在12点钟方向。

C3：剑突下切面

- 探头放置于剑突下。
- 超声束指向左肩。
- 四腔心切面：探头标记点在3点钟方向。
- 短轴切面：探头标记点在6点钟方向。
- 下腔静脉：超声束朝向脊柱,若使用心脏探头,标记点在6点钟方向；若使用腹部探头,标记点在12点钟方向。

C4：胸骨上窝切面

- 探头放置于胸骨上切迹处。
- 超声波束朝向胸骨背面（向内,向前）。
- 长轴切面：探头标记点在2点钟方向。
- 短轴切面：探头标记点在3~5点钟方向。

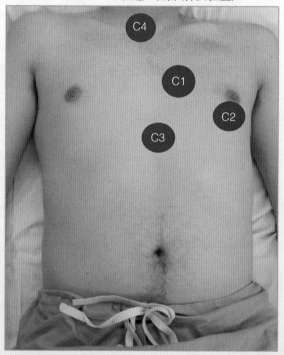

图2.3　心脏超声视窗（探头位置）

胸骨旁长轴切面
　　该切面常为第一个切面，容易获得。
探头位置
　　C1
　　探头标记点朝向患者右肩。

图 2.4　胸骨旁长轴切面

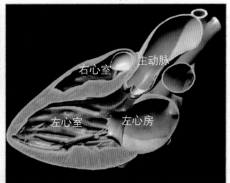

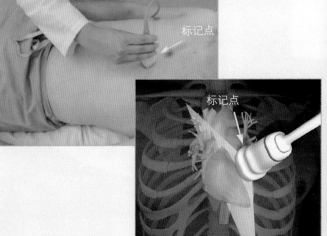

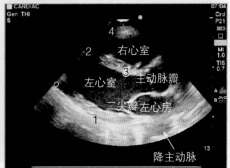

声像图发现

　　注意心脏的整体活动以及有无明显异常。注意后壁下有无心包积液。在急性心肌梗死时心肌节段会功能失调。检查心肌节段的运动状态和结构。

1. 左心室后壁的基底段和中间段。
2. 心尖部前壁和下壁。
3. 室间隔。
4. 右心室壁。

视频 2.1　胸骨旁长轴切面 / 功能正常

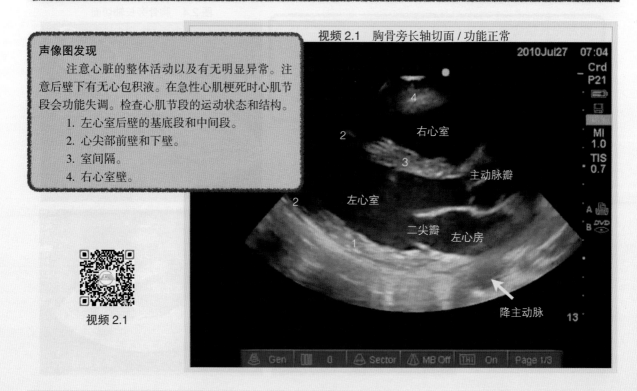

视频 2.1

视频 2.2

声像图发现

应用彩色血流（CF）可识别和评估二尖瓣及主动脉瓣膜功能,发现有无异常。

注意瓣膜功能异常。注意有无明显的狭窄或反流。

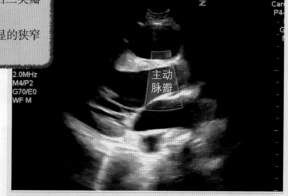

视频 2.3 主动脉瓣正常血流

主动脉瓣

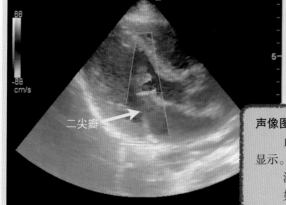

视频 2.2 二尖瓣正常血流

二尖瓣

声像图发现

血流方向不同,会以不同的颜色显示。

注意有无乳头肌或者腱索断裂。

如有大的瓣膜赘生物,也可以看到。

视频 2.3

视频 2.4

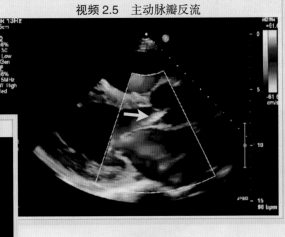

视频 2.5　主动脉瓣反流

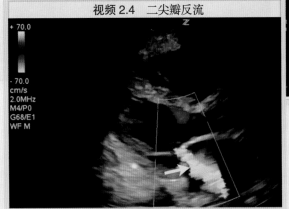

视频 2.4　二尖瓣反流

视频 2.5

图 2.5　胸骨旁短轴切面

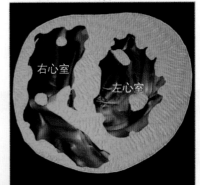

探头位置

　起始位置:**C1**

　在长轴切面的基础上将探头顺时针旋转 90°,探头标记点朝向左肩。

　探头超声束垂直于皮肤,可得到"**甜甜圈**"样圆形的短轴图像。

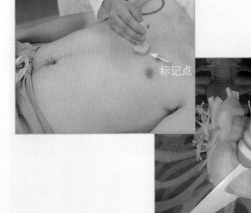

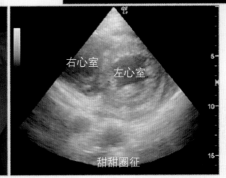

探头位置

起始位置：**C1**

倾斜探头使超声波束朝向左腿直至短轴切面在心尖水平。

声像图发现

评估心肌节段及心尖区有无运动功能减退。

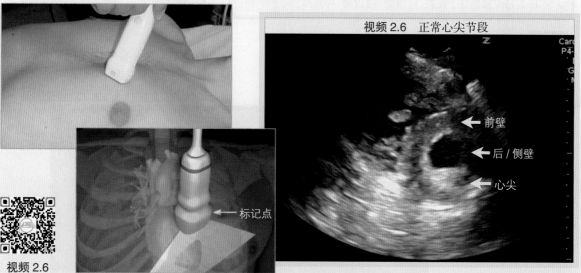

视频 2.6　正常心尖节段

前壁

后/侧壁

心尖

标记点

视频 2.6

探头位置

起始位置：**C1**

探头由心尖部至右肩向上倾斜，直到看见乳头肌的"甜甜圈"征，探头与皮肤接近垂直。

声像图发现

该切面用于评价血流状态并通过"目测法"来估算射血分数。

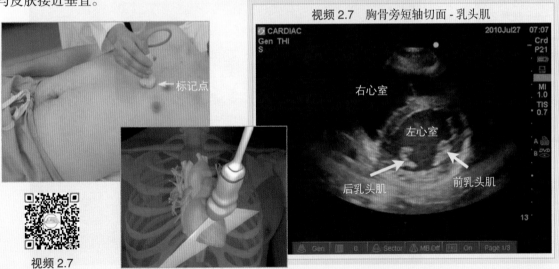

视频 2.7

视频 2.7　胸骨旁短轴切面 - 乳头肌

右心室

左心室

后乳头肌　　前乳头肌

标记点

视频 2.8

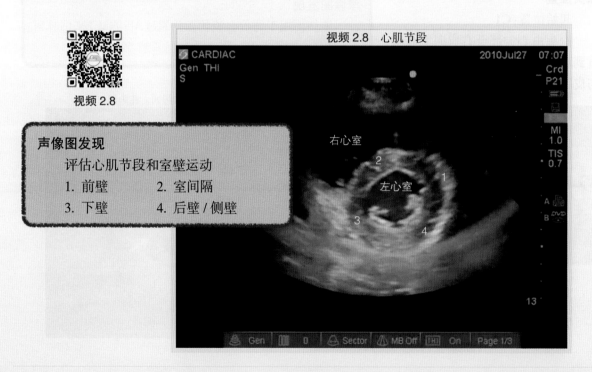

视频 2.8 心肌节段

声像图发现

评估心肌节段和室壁运动

1. 前壁　　　　2. 室间隔

3. 下壁　　　　4. 后壁 / 侧壁

探头位置

起始位置：C1

在乳头肌切面的位置，倾斜探头，并将其向上朝向右肩，即可获得二尖瓣切面。

声像图发现
- 注意"鱼嘴"样结构(鱼嘴征)；
- 检查二尖瓣功能；
- 注意有无严重的狭窄。

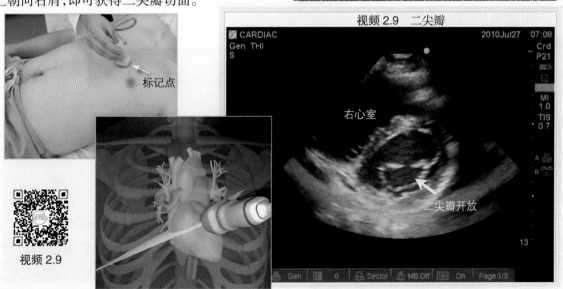

标记点

视频 2.9

视频 2.9 二尖瓣

CARDIAC
Gen THI
S
2010Jul27 07:08
Crd
P21
MI 1.0
TIS 0.7

右心室

二尖瓣开放

13

Gen | 0 | Sector | MB Off | On | Page 1/3

31

探头位置

起始位置：**C1**

在二尖瓣切面的位置，继续倾斜探头，使超声束朝向右肩，即可获得主动脉瓣和右心室流出道切面。

声像图发现

- 检查主动脉瓣和肺动脉瓣功能，注意有无严重狭窄；
- 主动脉瓣声像图为标志性的"奔驰征"。

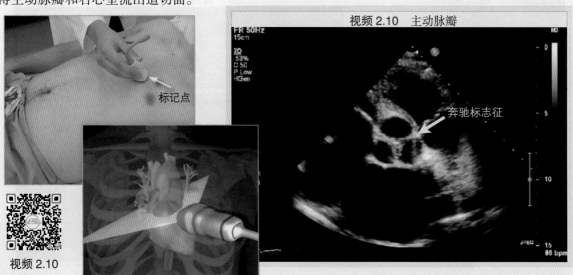

标记点

视频 2.10

视频 2.10　主动脉瓣

奔驰标志征

视频 2.11

声像图发现

  观察主动脉瓣、右心室流出道,以及肺动脉瓣;

  应用彩色血流模式可诊断肺动脉瓣关闭不全,通过脉冲多普勒可以帮助测出肺动脉压;

  检查主肺动脉有无反流;

  检查左右肺动脉;

  大的肺动脉栓子是可以检测到的。

视频 2.12

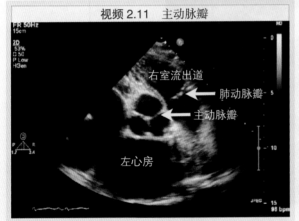

视频 2.11   主动脉瓣

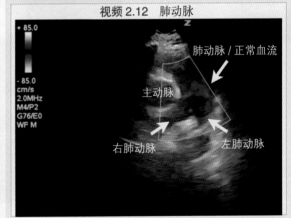

视频 2.12   肺动脉

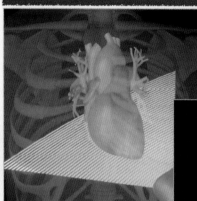

图 2.6　心尖切面

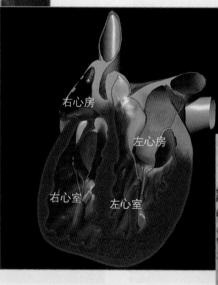

右心房

左心房

右心室

左心室

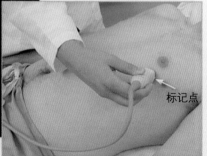

标记点

探头位置

起始部位：**C2**

将探头放置在心尖处,声波束指向患者的头部或右肩。探头标记点旋转至约3点钟方向。

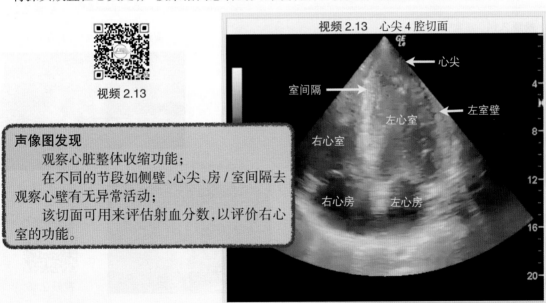

视频 2.13

视频 2.13　心尖 4 腔切面

心尖
室间隔
左室壁
左心室
右心室
右心房　左心房

声像图发现

　　观察心脏整体收缩功能;

　　在不同的节段如侧壁、心尖、房/室间隔去观察心壁有无异常活动;

　　该切面可用来评估射血分数,以评价右心室的功能。

声像图发现

　　应用彩色血流模式,检查二尖瓣和三尖瓣功能,观察有无明显的血流异常；注意有无明显的二尖瓣、三尖瓣狭窄或反流。

视频 2.17

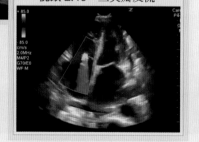

视频 2.14　正常三尖瓣血流

视频 2.14

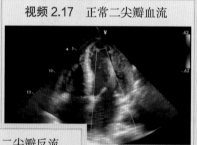

视频 2.17　正常二尖瓣血流

视频 2.15　三尖瓣反流

视频 2.16　二尖瓣反流

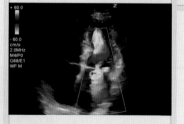

视频 2.15

视频 2.16

视频 2.18　左右心室血栓

视频 2.19

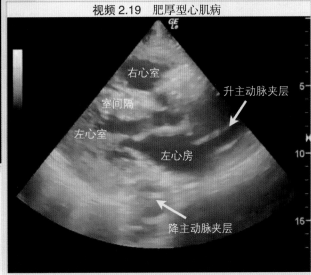

视频 2.19　肥厚型心肌病

右心室

室间隔

左心室

升主动脉夹层

左心房

降主动脉夹层

视频 2.18

探头位置

　　起始部位：**C2**

　　5 腔切面：在心尖处倾斜探头，直到看到左心室流出道和主动脉瓣膜（第五个腔）。

声像图发现

- 运用彩色血流模式可以帮助辨别第五个腔。
- 运用彩色血流和脉冲多普勒评估每搏量（SV），以及有无明显的反流。

标记点

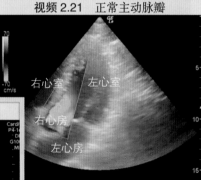

视频 2.21　正常主动脉瓣

右心室　　左心室

右心房

左心房

视频 2.20

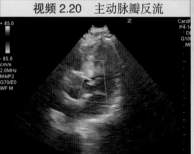

视频 2.20　主动脉瓣反流

视频 2.21

探头位置

起始部位:**C2**

探头从 4 腔心切面逆时针旋转 45°。探头标记点大约在 12 点位置。

声像图发现

检查心肌节段
- 前壁
- 后壁
- 心尖

评估二尖瓣功能和异常。

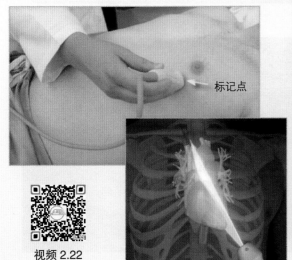

标记点

视频 2.22

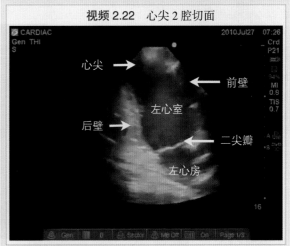

视频 2.22 心尖 2 腔切面

心尖
前壁
左心室
后壁
二尖瓣
左心房

探头位置

起始部位：**C3**

4 腔切面：剑突下，声波束朝向左肩。探头标记点在 3 点钟方向。

图 2.7 剑突下切面

声像图发现

评估所有房室的功能。

注意有无异常的心壁活动。

该切面是检查心包积液的最佳切面。

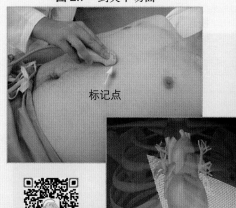

标记点

视频 2.23

视频 2.23 剑突下 4 腔切面

肝脏

右心室

左心室

右心房

左心房

MI
0.7
TIS
0.0

18

Gen　0　Guide　MB On　On　Page 1/2

探头位置

起始部位:**C3**

短轴切面:从四腔切面顺时针旋转探头 90°,使探头标记点指向 6 点钟或者 12 点钟方向。

视频 2.24

声像图发现

与胸骨旁短轴切面相似。

可以显示不同层面的心脏节段。

可用来评估下腔静脉容量。

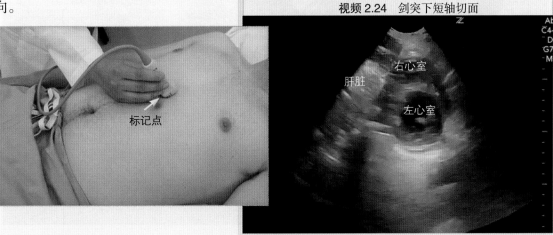

视频 2.24　剑突下短轴切面

标记点

肝脏

右心室

左心室

41

探头位置

起始部位：**C3**。也可用凸阵探头。

深度 15~20cm。

探头置于剑突下，声波束指向脊柱，探头标记点指向头侧。

图 2.8　下腔静脉评估

视频 2.25

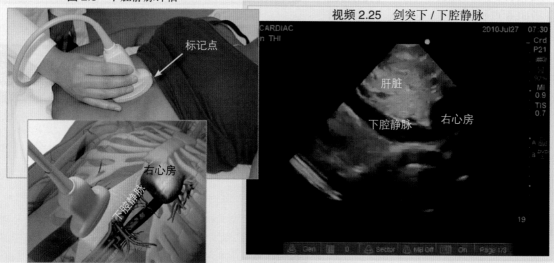

视频 2.25　剑突下 / 下腔静脉

声像图发现

评估容量状态：

跟随呼吸周期，注意下腔静脉的直径及其变化。

对于自主呼吸的患者，其在呼气时肝静脉端下腔静脉的直径为 1.5~2.5cm。

视频 2.26　下腔静脉 / 随呼吸运动变化

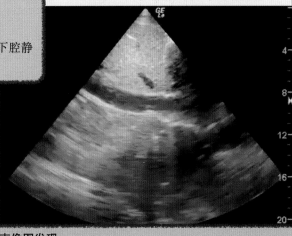

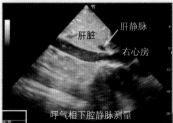

肝脏　肝静脉　右心房

呼气相下腔静脉测量

视频 2.26

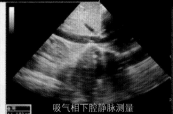

吸气相下腔静脉测量

声像图发现

下腔静脉直径能够随呼吸而变化，该直径变化能够准确评估患者对容量治疗的反应性。

下腔静脉直径变化大于 50%，说明该患者很有可能处于低血容量状态。

下腔静脉直径变化小于 20%，该患者很可能对容量治疗没有反应。

运用 **M 模式**,下腔静脉直径的测量会更加准确。

注意,下腔静脉的直径变化在机械通气患者的呼吸周期中是相反的(呼气相变窄,吸气相增宽)。

有时,在平静呼吸时,下腔静脉的直径不会改变。迅速吸气("**吸气试验**")可以观察到其变化。

如果下腔静脉直径小于 1.5cm 并处于萎陷状态,提示血容量可能不足。

视频 2.27

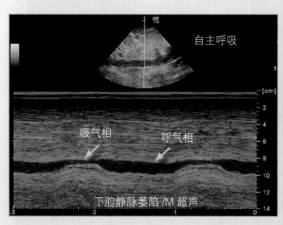

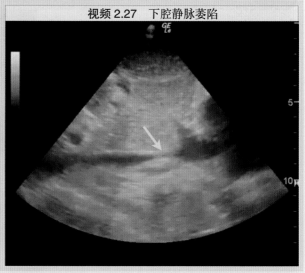

视频 2.27 下腔静脉萎陷

探头位置

C4 起始部位:**C4**。

将探头置于胸骨上窝,使声波束指向胸骨背面。患者头偏向一侧。

长轴切面:探头标记点指向 2 点钟方向。

短轴切面:探头标记点指向 5 点钟方向。

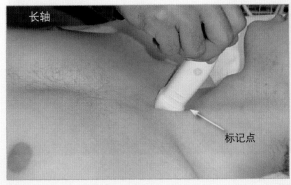

长轴

标记点

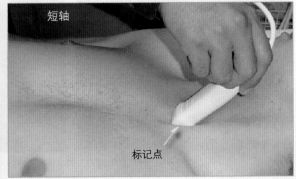

短轴

标记点

声像图发现

长轴切面

可以看到升主动脉、主动脉弓、降主动脉、右肺动脉以及头臂干。检查有无动脉夹层或夹层摆动。

视频 2.28

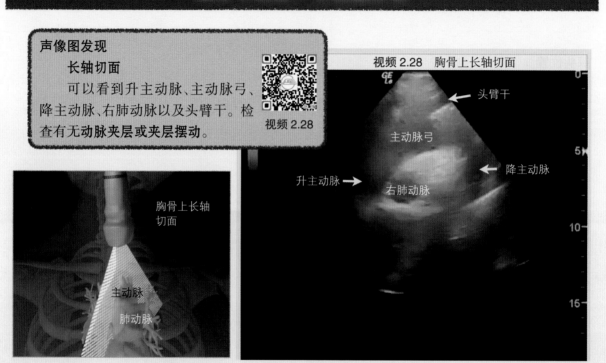

视频 2.28　胸骨上长轴切面

头臂干

主动脉弓

降主动脉

升主动脉

右肺动脉

胸骨上长轴切面

主动脉

肺动脉

声像图发现

短轴切面

可以看到主动脉弓(其短轴切面)、上腔静脉(SVC)及右肺动脉(其长轴切面)。

检查有无动脉夹层或夹层摆动。

应用彩色血流模式,可观察到血流和可能存在的夹层。

视频 2.29

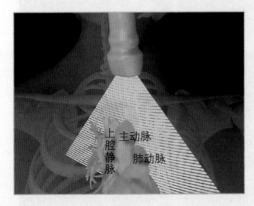

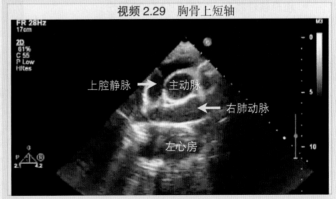

视频 2.29 胸骨上短轴

47

适应证

对于低血压患者,心脏超声可以协助分辨出患者是心源性还是非心源性休克。

重症监护医师应用超声可以准确评估低血压患者的左心室收缩功能。

射血分数可以通过以下途径评估:

辛普森法或者改良的辛普森法

视频 2.30

- 超声扫描到 4 腔或 2 腔切面;
- 超声软件将左心室容积分为 20 等份;
- 容积 = 面积 × 厚度;
- 射血分数 =(左心室舒张末容积 – 左心室收缩末容积)/ 左心室舒张末容积 ×100%。

B 模式(目测法):

目测左心室射血分数。

M 模式:

软件可以对比出收缩期与舒张末期左心室直径。

射血分数正常值为 50%~70%。

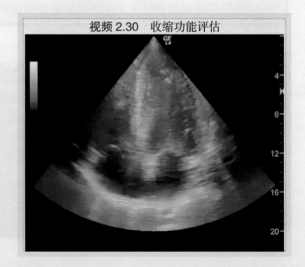

视频 2.30　收缩功能评估

射血分数

辛普森法步骤

- 探到心尖部 4 腔和 2 腔切面,保存图像;
- 通过轨迹球,在心尖部 4 腔和 2 腔切面,测量左心室舒张末容积,然后再测量收缩末期容积。

EF=LVEDV−LVESV/LVEDV × 100%

心脏检查软件包能自动计算出平均值。

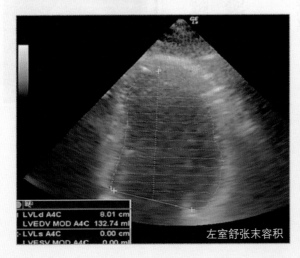

左室舒张末容积

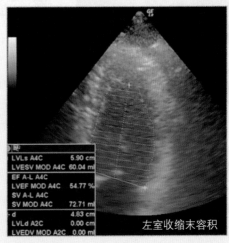

左室收缩末容积

射血分数

对于有经验的医生来说,目测法可以达到和软件测量一样的精确。

最好探到胸骨旁短轴乳头肌水平切面,或是心尖 4 腔切面,评估出射血分数。

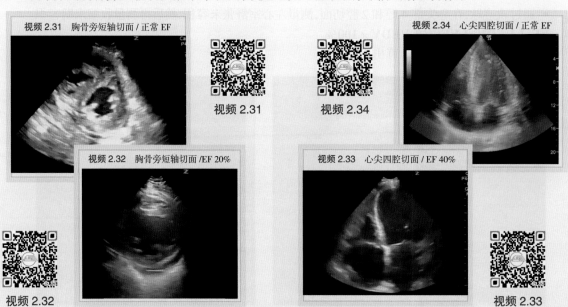

视频 2.31　胸骨旁短轴切面 / 正常 EF

视频 2.31

视频 2.34

视频 2.34　心尖四腔切面 / 正常 EF

视频 2.32　胸骨旁短轴切面 /EF 20%

视频 2.33　心尖四腔切面 / EF 40%

视频 2.32

视频 2.33

射血分数

　M 模式

测量**左心室舒张末**内径。

• 左心室舒张末内径为 3.5~6.5cm。

测量**左心室收缩末**内径。

• 左心室收缩末内径为 2.0~3.8cm。

心脏检查软件包能自动计算出射血分数和每搏量,以及左心室短轴缩短率。

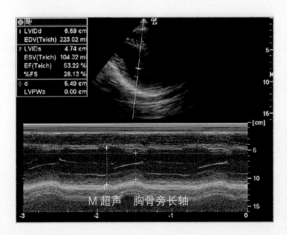

M 超声　胸骨旁长轴

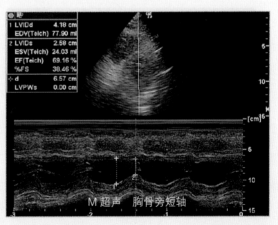

M 超声　胸骨旁短轴

每搏量测量

这里将用到**辛普森法或者改良辛普森法**。

辛普森法步骤：

- 获得心尖 4 腔和 2 腔切面；
- 通过轨迹球，在心尖部 4 腔和 2 腔切面，测量左心室舒张末容积，然后再测量收缩末期容积。

每搏量 = 左心室舒张末容积 – 左心室收缩末容积

正常值为 60~70ml。

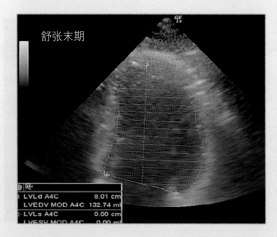

舒张末期

LVLd A4C	8.01 cm
LVEDV MOD A4C	132.74 ml
LVLs A4C	0.00 cm
LVESV MOD A4C	0.00 ml

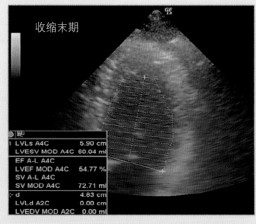

收缩末期

LVLs A4C	5.90 cm
LVESV MOD A4C	60.04 ml
EF A-L A4C	
LVEF MOD A4C	54.77 %
SV A-L A4C	
SV MOD A4C	72.71 ml
d	4.83 cm
LVLd A2C	0.00 cm
LVEDV MOD A2C	0.00 ml

每搏量测量

主动脉根部法（2 步）

用 M 模式或二维声波测量主动脉内径。

- 横断面面积 = $(直径\ /2)^2 \times 3.14$。
- 正常值为 $1.8{\sim}2.2\ cm^2$。

通过脉冲多普勒测量流速，从左心室流出道收缩峰值计算出速度时间指数（VTI，Velocity Time Index）。

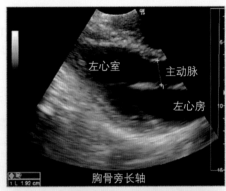

左心室　主动脉　左心房

胸骨旁长轴

计算血流量

- 每搏量 = 横截面面积 × 流速。
- 每搏量 = 横截面面积 × 速度时间指数。
- 心脏检查软件包能够自动计算。

速度时间指数

探头的角度非常关键。

获得心尖 5 腔切面。

通过彩色血流可以帮助辨别第 5 腔切面（左心室流出道）。

用脉冲多普勒标记出左心室流出道。

用轨迹球，获得收缩期脉冲波。

用二维声波定位左心室流出道收缩高峰期的流速。

心脏检查软件包能自动计算出速度时间指数。

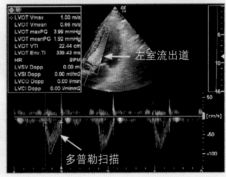

左室流出道

多普勒扫描

探头位置

右心可以在不同的切面评估,如 C1、C2 和 C3。

起始部位:**C1**。从胸骨旁长轴切面探到左心室,倾斜探头使声波束轻微朝向右腿。

右心评估

观察右心室流入道以及有无明显的三尖瓣反流。

视频 2.35

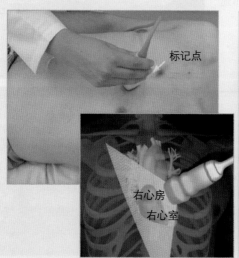

标记点

右心房

右心室

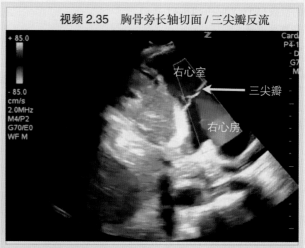

视频 2.35 胸骨旁长轴切面 / 三尖瓣反流

右心室

三尖瓣

右心房

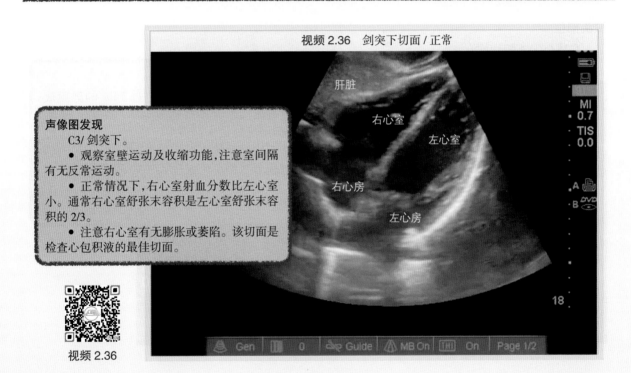

视频 2.36　剑突下切面 / 正常

肝脏

右心室

左心室

右心房

左心房

MI
0.7
TIS
0.0

A
B

18

Gen　　0　　Guide　　MB On　　On　　Page 1/2

声像图发现

　　C3/ 剑突下。

　　● 观察室壁运动及收缩功能,注意室间隔有无反常运动。

　　● 正常情况下,右心室射血分数比左心室小。通常右心室舒张末容积是左心室舒张末容积的 2/3。

　　● 注意右心室有无膨胀或萎陷。该切面是检查心包积液的最佳切面。

视频 2.36

探头部位

C2,心尖 4 腔切面。

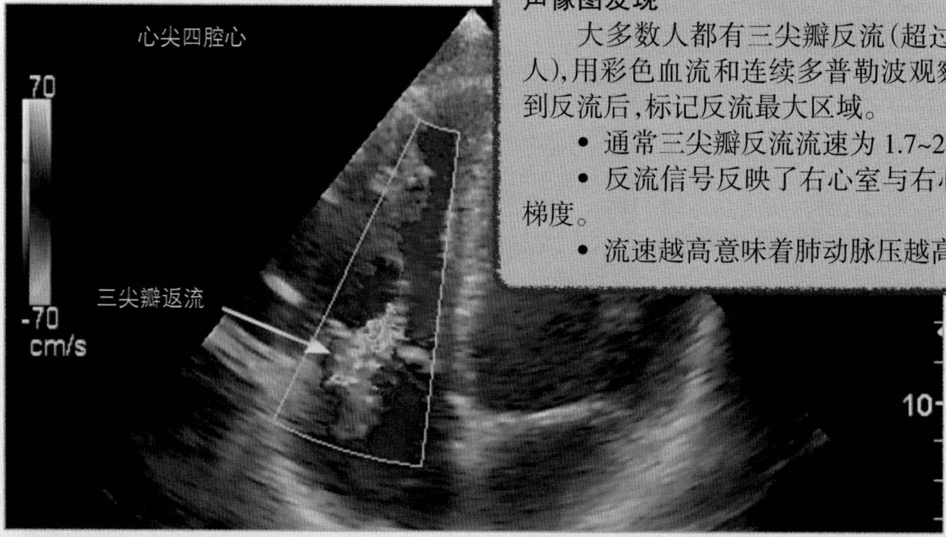

声像图发现

　　大多数人都有三尖瓣反流(超过 75% 的健康成人),用彩色血流和连续多普勒波观察三尖瓣。观察到反流后,标记反流最大区域。

- 通常三尖瓣反流流速为 1.7~2.3m/s。
- 反流信号反映了右心室与右心房之间的压力梯度。
- 流速越高意味着肺动脉压越高。

声像图发现 / 操作步骤

肺动脉压 =4×（三尖瓣反流峰速）²+ 右心房压（通常为 5~10mmHg）

右心房压或中心静脉压可以通过以下方式测量：

- 颈静脉压。
- 下腔静脉的呼吸变异度。

举例：

假如三尖瓣流速峰值是 3.75m/s，右心房压为 10mmHg。

肺动脉压 =4×3.75²+10=66.25mmHg

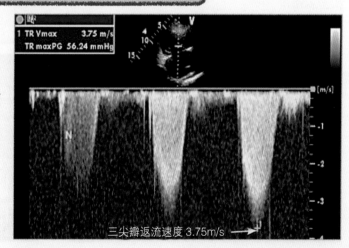

三尖瓣返流速度 3.75m/s →

探头位置

起始部位:C1,胸骨左缘右心室流出道长轴切面。可应用连续多普勒超声。

声像图发现
- 肺动脉瓣关闭不全较为常见。
- **舒张末期肺动脉压** =4×（舒张末期肺动脉反流流速）^{2}+右心房压。
- 右心房压的测量如前所述。

举例:

假如舒张末期肺动脉反流流速为 2m/s,右心房压为 10,那么舒张末期肺动脉压是 $4 \times 2^2 + 10 = 26mmHg$。

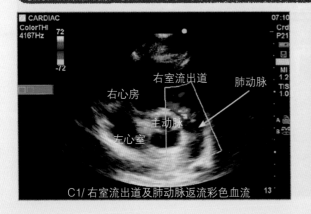

C1/ 右室流出道及肺动脉返流彩色血流

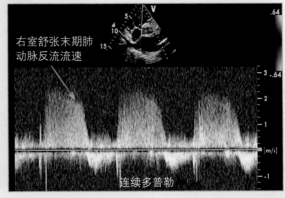

连续多普勒

探头位置

首选切面为 **C3/** 剑突下，也可以在 **C1/** 胸骨旁，**C2/** 心尖部。

声像图发现

　　C3/ 剑突下

　　心包壁层为高回声区，心包积液为包裹心脏的低回声区域。

　　假阳性

　　• 胸腔积液，心外膜脂肪垫（通常在心前区）可被误认为是心包积液。

　　测量收缩期与舒张期的心包液性暗区。

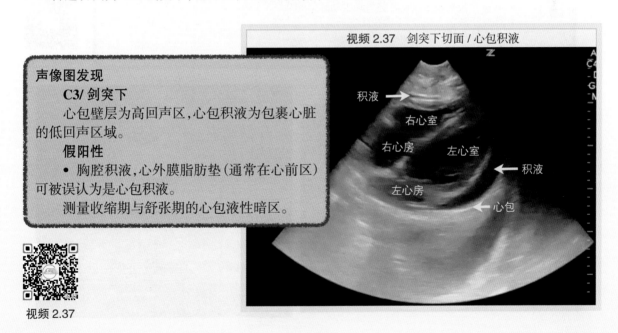

视频 2.37　剑突下切面 / 心包积液

积液

右心室

右心房

左心室

左心房

积液

心包

视频 2.37

声像图发现

C1/ 胸骨旁切面
- 心包积液一般出现在心脏与降主动脉之间。
- 胸腔积液在心包外,不会在降主动脉与心脏之间。
- 生理性积液一般 <1cm,仅在心底。
- 中等量积液 <1cm,大量积液 >1cm 并且是包绕心脏的。

视频 2.38

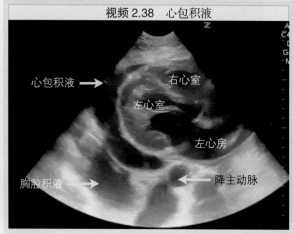

视频 2.38 心包积液

心包积液 / 右心室 / 左心室 / 左心房 / 胸腔积液 / 降主动脉

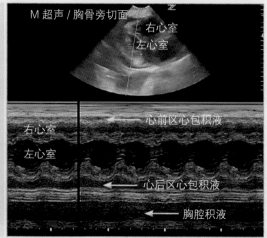

M 超声 / 胸骨旁切面

右心室 / 左心室

右心室 / 左心室 / 心前区心包积液 / 心后区心包积液 / 胸腔积液

探头位置

起始部位:**C3/** 剑突下。

> **声像图发现**
>
> 右心房与右心室**舒张受限**。
>
> 在舒张早期,右心室壁朝向右心室腔内运动(正常是向外运动)。
>
> 右心房在收缩末期与舒张早期都向腔内运动。
>
> 心包积液在迅速增加时,即使少量也会导致心脏压塞。

视频 2.39

视频 2.40

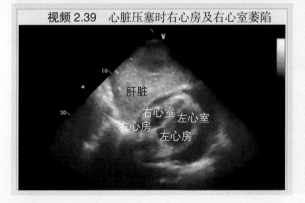

视频 2.39 心脏压塞时右心房及右心室萎陷

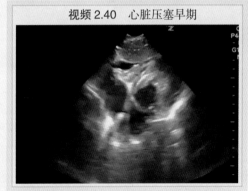

视频 2.40 心脏压塞早期

声像图发现
　　在 M 模式下,将光标置于右心室游离壁,即可观察到是否萎陷。

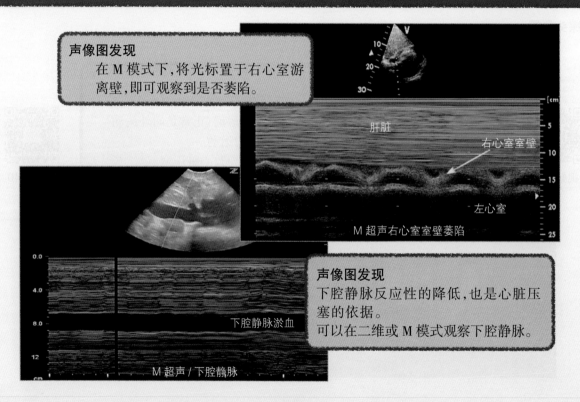

肝脏

右心室室壁

左心室

M 超声右心室室壁萎陷

下腔静脉淤血

M 超声 / 下腔静脉

声像图发现
下腔静脉反应性的降低,也是心脏压塞的依据。
可以在二维或 M 模式观察下腔静脉。

声像图发现

心脏呈现"钟摆征",也提示心脏压塞。

运用多普勒超声,随着呼吸运动的二尖瓣和三尖瓣血流流速变异度会增大。

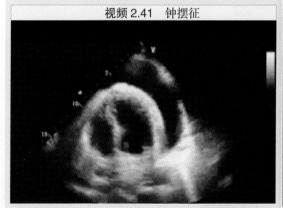

视频 2.41　钟摆征

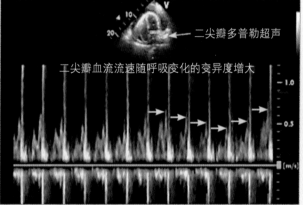

二尖瓣多普勒超声

二尖瓣血流流速随呼吸变化的变异度增大

- 在心脏停搏和心肺复苏时也可以行心脏超声检查。
- 超声心动图可以识别到心脏运动、右心室膨胀、心包积液、心脏压塞以及无脉性电活动。
- 在 **C3**（剑突下 4 腔切面）或者 **C1**（胸骨左缘长轴）切面获得心脏的图像，观察心脏的收缩功能及室壁运动。

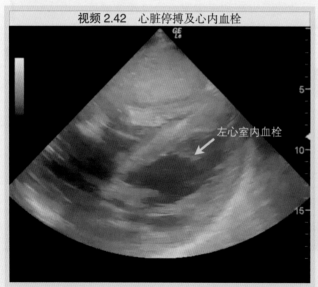

视频 2.42　心脏停搏及心内血栓

左心室内血栓

- 观察是否有心内血栓（与患者预后相关）。
- 在检查患者脉搏的时候进行心脏超声诊断，操作时间不超过 5~7 秒。

视频 2.42

一些技术的原因和解剖变异可能会使超声评估有些困难。大多数情况下，超声可以用于患者的初始评估和再评估。运用超声进行血流动力学评估，是一种简便、无创、可重复的检查方式。

以下是使用超声来进行血流动力学评估的几种方法：

A. 快速心脏检查

B. 下腔静脉检查

C. 肺/胸膜检查

D. 颈内静脉检查

进一步的检查，如主动脉扫描，创伤超声重点评估（FAST），扩展的创伤超声重点评估（E-FAST）等，也可以进行。

图 2.9　血流动力学评估

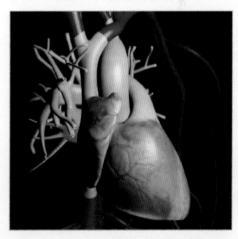

心脏功能评估的目的在于确定心脏疾病在一定时间内，是否是造成患者血流动力学不稳定的原因。评估的重点是评价心脏各方面的功能，包括：

1. **射血分数**
2. **室壁异常运动**
3. **中度至重度瓣膜功能不全**
4. **心包积液和心脏填塞**

具体请参考本章节相应部分内容。

心脏切面

C1. 胸骨左缘长轴和短轴切面

C2. 心尖切面

C3. 剑突下切面

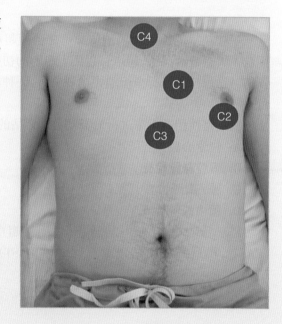

胸骨左缘长轴切面（PLAX）

- 注意心脏整体的活动和任何异常；
- 注意有无心包积液，尤其是心室后壁下方部位；
- 观察瓣膜功能和有无明显的反流。

检查以下心脏节段运动与结构：

1. 左心室后壁的基底段和中间段；
2. 心尖部下壁和前壁；
3. 室间隔；
4. 右心室壁。

在急性心肌梗死时心肌节段会表现出功能异常。

视频 2.43

视频 2.44

视频 2.45

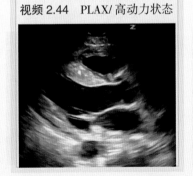
视频 2.43　PLAX/ 功能正常

右心室
左心室　主动脉

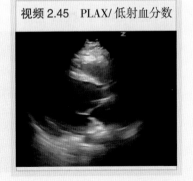
视频 2.44　PLAX/ 高动力状态

胸骨旁短轴切面（PSAX）

注意心脏整体的活动和任何异常。检查以下心脏节段运动与结构：

1. 左心室前壁

2. 室间隔

3. 左心室下壁

4. 左心室后壁 / 侧壁

在急性心肌梗死时心肌节段会表现出功能异常。在这个切面,通常可以通过目测法来评估血流状态及射血分数。

视频 2.46

视频 2.47

视频 2.48

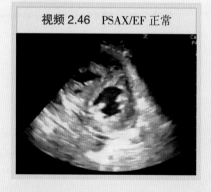
视频 2.46　PSAX/EF 正常

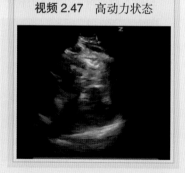
视频 2.47　高动力状态

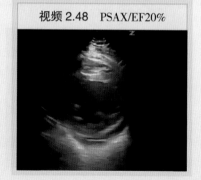
视频 2.48　PSAX/EF20%

心尖切面

检查心脏整体收缩性。注意不同室壁节段的异常活动,如侧壁、心尖和室间隔。

心尖切面可用来评估射血分数和右心室功能。

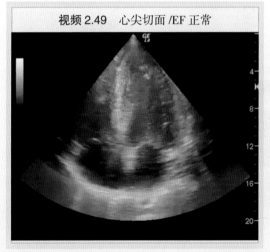

视频 2.49 心尖切面 /EF 正常

视频 2.49

视频 2.50

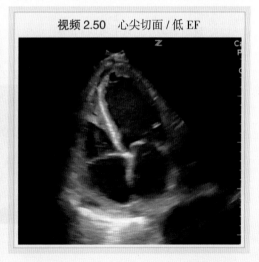

视频 2.50 心尖切面 / 低 EF

剑突下切面

检查室壁活动和收缩性,注意异常的室间隔/房间隔运动。

正常情况下右心室的 EF 比左心室低。

右心室舒张末容积面积一般小于左心室的 2/3。

该切面是观察心包积液的最佳切面。

右心室或者右心房萎陷提示可能存在心包填塞。

视频 2.51

视频 2.52

视频 2.53

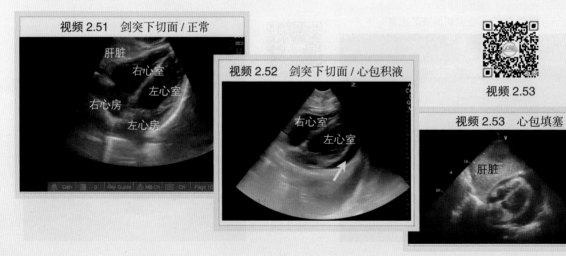

视频 2.51 剑突下切面/正常

肝脏
右心室
左心室
右心房
左心房

视频 2.52 剑突下切面/心包积液

右心室
左心室

视频 2.53 心包填塞

肝脏

射血分数评估：

重症监护医师应用超声可以准确评估低血压患者的左心室收缩功能。

目测法：

对于有经验的医生来说，目测法可以达到和软件测量一样的精确。

最好探到胸骨旁短轴乳头肌水平切面，或是心尖4腔切面，评估出射血分数。

M 模式：

获得胸骨旁长轴切面。

测量左心室舒张末内径。

正常值为 3.5~6.5cm。

测量左心室收缩末内径。

正常值为 2.0~3.8cm。

心脏检查软件包能自动计算出射血分数和每搏量。

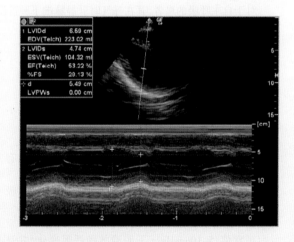

下腔静脉可用来评估血流动力学不稳定患者的血管容量状态。下腔静脉直径随呼吸的变化能够准确评估容量治疗的反应性。

正常值：

对于自主呼吸的患者,其在呼气时肝静脉端下腔静脉的直径为 1.5~2.5cm。嘱患者行吸气实验,可观察到下腔静脉随呼吸的变异。

低血容量：

下腔静脉直径小于 1.5cm 且变化大于 50%,或处于萎陷状态,都说明该患者很可能血容量不足。

血容量充足：

下腔静脉直径为 1.5~2.5cm 且变化小于 20%,提示该患者可能会对于容量治疗没有反应。

心包填塞：

下腔静脉直径大于 2.5cm 并且随着呼吸运动没有变化(下腔静脉淤血),提示可能存在心包填塞。

注意,下腔静脉的直径变化在机械通气患者的呼吸周期中是相反的(呼气相变窄,吸气相增宽)。

可根据下腔静脉充盈度来评估右心房压（CVP）：

正常值(5~10mmHg)= 下腔静脉随呼吸变化,并且快速吸气时会发生缩窄。

15mmHg= 扩张的下腔静脉在快速吸气时可发生缩窄。

20mmHg= 下腔静脉扩张,吸气时不发生缩窄。

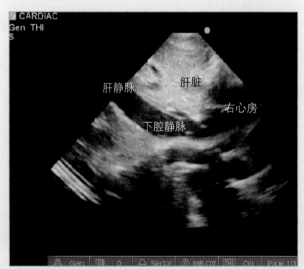

视频 2.54

视频 2.55

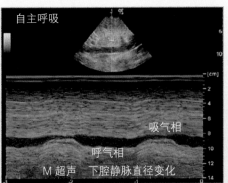

自主呼吸

吸气相

呼气相

M 超声　下腔静脉直径变化

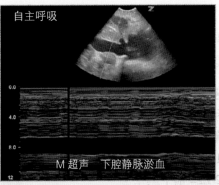

自主呼吸

M 超声　下腔静脉淤血

视频 2.56

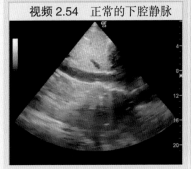

视频 2.54　正常的下腔静脉

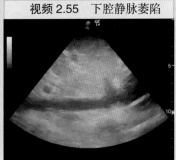

视频 2.55　下腔静脉萎陷

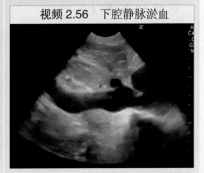

视频 2.56　下腔静脉淤血

肺超声是血流动力学整体评价的一部分。
重点是识别肺水肿与气胸。

肺检查分区

双肺和所有分区都要检查。探头放置垂直于胸腔。

区域 1/L1= 前上胸壁

区域 2/L2= 前下胸壁

区域 3/L3= 侧上胸壁

区域 4/L4= 侧下胸壁

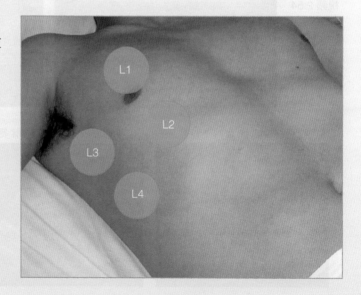

B-线（彗尾征）

多条垂直于胸膜线的高回声影，放射至屏幕边缘而不衰减，此即彗尾征。呼吸时，B线与肺脏一同滑动。B线代表肺间质疾病时的小叶间隔增厚以及肺血管外的液体增加（肺水肿、急性呼吸窘迫综合征等）。

B线越多，说明肺间质疾病越严重。在基础疾病经过治疗（如肺水肿的病人经过利尿）后B线会减少或消失。

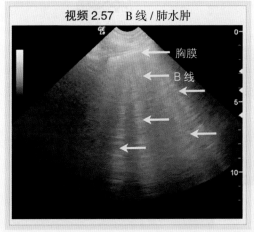

视频 2.57　B线/肺水肿

胸膜
B线

视频 2.57

视频 2.58

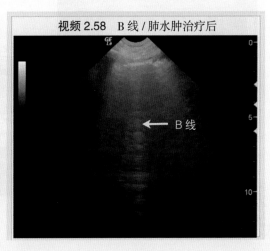

视频 2.58　B线/肺水肿治疗后

B线

颈内静脉

颈内静脉的评估简单方便,能够使医生掌握患者的容量状态。颈内静脉的内径跟下腔静脉一样随着呼吸运动而改变,其显著的变化或萎陷往往能够说明患者低血容量状态和对液体治疗的反应性。用 M 模式可以更准确的测量颈内静脉。

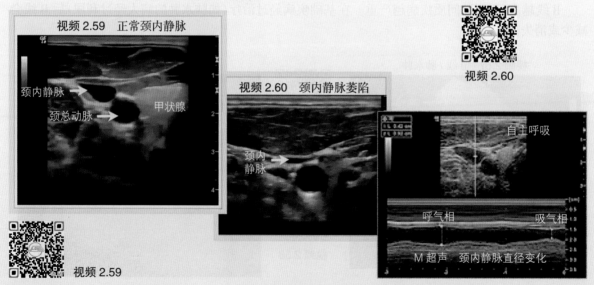

视频 2.59 正常颈内静脉

颈内静脉

颈总动脉

甲状腺

视频 2.60 颈内静脉萎陷

颈内静脉

自主呼吸

呼气相 吸气相

M 超声 颈内静脉直径变化

视频 2.60

视频 2.59

在某些患者,由于其体质、体位或者外伤和包扎敷料的限制,无法进行经胸心脏超声检查。这种情况下,经食道超声就有了用武之地。以往,经食道超声仅限于心脏外科或麻醉科医师应用。但近年来,随着"便携超声"的发展,经食道超声检查对大多数危重症专业医生来说,应用越来越多。

图 2.10　TEE

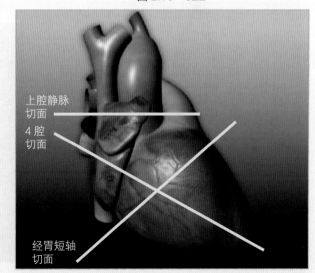

探头经食管放置在心脏后面时,可获得不同切面的解剖和结构。

有三个主要切面:

1. 上腔静脉切面
2. 经食管 4 腔切面(4C)
3. 经胃短轴切面(SA)

上腔静脉
切面

4 腔
切面

经胃短轴
切面

超声探头一般放置在食管 30cm 处。屏幕深度一般为 15cm。

探头位置在主动脉瓣水平。

找到上腔静脉。

在该切面可以观察到上腔静脉的充盈状态及其对容量治疗的反应性。

视频 2.61

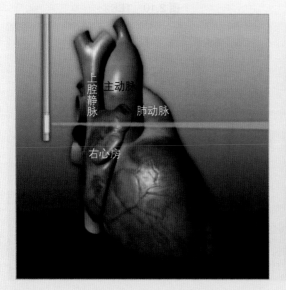

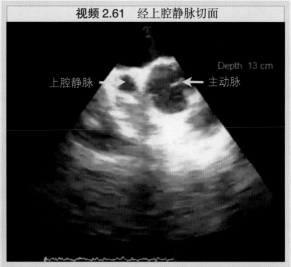

视频 2.61　经上腔静脉切面

超声探头从上腔静脉切面的位置再进入 1~2cm。探头位置恰好在主动脉瓣的下方。略微将探头反向弯曲。

该切面可以良好地观察心脏所有房室。观察左心室功能及其收缩性。注意有无异常的室壁运动。可以评估射血分数。

应用彩色血流模式可以发现明显的瓣膜反流。该切面也非常适合评估右心室功能。观察有无心包积液。

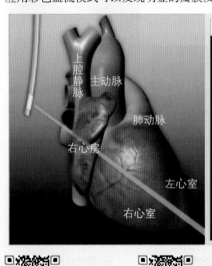

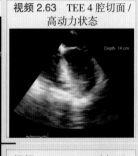

视频 2.62　TEE/ 正常的 4 腔切面

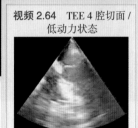

视频 2.63　TEE 4 腔切面 /
高动力状态

视频 2.64　TEE 4 腔切面 /
低动力状态

视频 2.62

视频 2.63

视频 2.64

超声探头一般放置在食管 40cm 处,进入胃底。将探头稍向前弯曲。
观察左心室收缩功能。注意有无异常的室壁运动,评估 EF。
将探头略向后弯曲可评估心尖区。

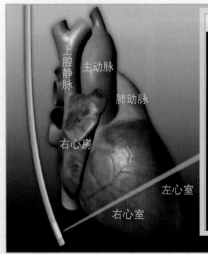

视频 2.65　短轴切面 / 正常

后乳头肌

左心室

前乳头肌

Depth 10 cm

视频 2.65

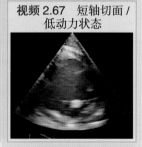

视频 2.66　短轴切面 /
心尖

Depth 11 cm

视频 2.67　短轴切面 /
低动力状态

视频 2.66

视频 2.67

图 2.11　检查记录单

检查记录单

患者姓名：	＿＿＿＿＿＿＿＿＿＿
病案号：	＿＿＿＿＿＿＿＿＿＿
日期：	＿＿＿＿＿＿＿＿＿＿
超声操作者：	＿＿＿＿＿＿＿＿＿＿

左心室和左心房

左心室大小	正常 □	扩大 □	
室壁活动异常	是 □	否 □	
异常节段	＿＿＿＿＿＿＿＿		
左心房	正常 □	扩大 □	
左心室功能（EF）	>40% □	<40% □	＿＿%

右心室与右心房

右心室大小	正常 □	扩大 □
右心室舒张末容积／左心室舒张末容积	0.6~1 □	>1 □
房／室间隔反向运动	是 □	否 □
右心房扩张	是 □	否 □

瓣膜异常（中至重度）

二尖瓣	是 □	否 □
主动脉瓣	是 □	否 □
三尖瓣	是 □	否 □
肺动脉瓣	是 □	否 □

心包积液

	是 □	否 □
少量 <1cm，仅在心底	是 □	否 □
中量 <1cm　包绕心脏	是 □	否 □
大量 >1cm　包绕心脏	是 □	否 □

心包填塞

	是 □	否 □
右心房／右心室萎陷	是 □	否 □
下腔静脉扩张（下腔静脉淤血）	是 □	否 □

下腔静脉大小及萎陷指数

<1.5cm 并且萎陷	是 □	否 □
1.5~2.5cm	是 □	否 □
>2.5cm	是 □	否 □
内径改变 >50%	是 □	否 □
内径改变 <50%	是 □	否 □
右心房压（中心静脉压）	＿＿＿＿＿＿	

主动脉夹层

	是 □	否 □
夹层摆动	是 □	否 □
心包积液	是 □	否 □
主动脉反流	是 □	否 □

心跳停博

	是 □	否 □
心脏静止	是 □	否 □
心包填塞	是 □	否 □
心内血栓	是 □	否 □
右心室和右心房扩张	是 □	否 □

印象、评估和建议

第三章

腹 部 检 查

AMY SISLEY MD, MPH
VICTOR COBA MD

许华杰 译，袁红斌 校

目 录

*Focused Assessment with Sonography for Trauma，
创伤超声重点评估

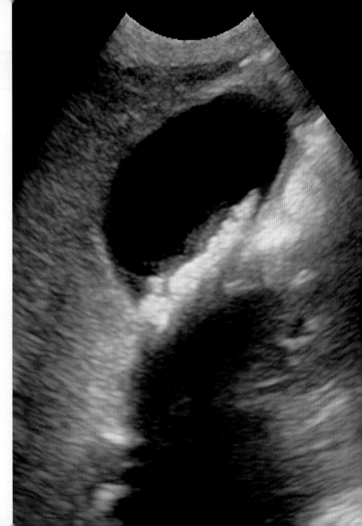

腹 部 检 查

探头位置

　　根据目标脏器、创伤类型以及患者体位，选择相应的视窗及探头位置。

　　A1-A4 适用于 **FAST** 检查。

　　A1:剑突下。

　　心脏,下腔静脉,腹主动脉。

　　A2:右腹壁第 7 肋间水平,腋中线与腋后线之间。

　　肝脏,肾脏,膈肌,肺,肠。

　　A3:左腹壁第 7 肋间水平,腋中线与腋后线之间。

　　脾脏,肾脏,膈肌,肺,肠。

　　A4:耻骨上区。

　　膀胱,子宫,肠。

　　A5:腹中线。

　　腹主动脉,下腔静脉,胰腺。

　　A6:右肋缘下腋前线和胸廓之间。

　　肝脏,胆囊,膈肌。

　　A7:左肋缘下腋前线和胸廓之间。

　　脾脏,膈肌。

图 3.1　腹部检查

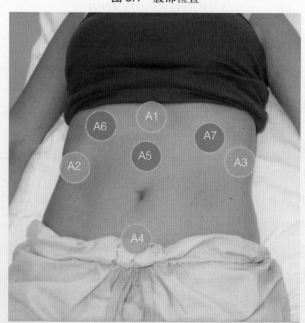

探头选择及方向

    凸阵探头,频率 2~5MHz 或相控阵探头。

    探头标记点指向头侧(矢状面)或朝向患者右侧(横断面)。

    屏幕标记点在屏幕的左上方。

    深度在 15~20cm。

    患者体位

    仰卧位。

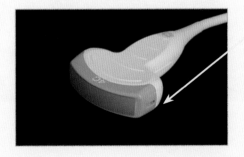

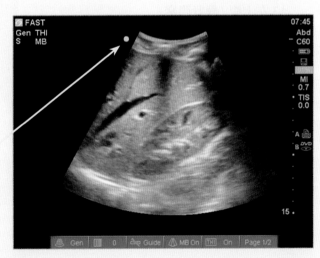

FAST 检查

探头位置

A1 剑突下 / 心包。

A2 右上腹 / 肝肾隐窝(莫里森袋)。

A3 左上腹 / 脾肾隐窝。

A4 耻骨上 / 盆腔。

FAST 检查结果必须结合临床检查及其他诊断方法从而得出最终诊断。

图 3.2　FAST 检查

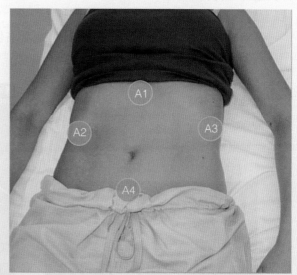

FAST 检查 / 剑突下视图

患者体位

　　仰卧位。

探头位置

　　A1 剑突下,探头标记点朝向患者右侧,探头指向左肩。

目标组织

　　心脏,肝脏,下腔静脉。

声像图发现

　　可发现有无明显的心包积液或心包填塞。

- 心包为高回声。
- 心包腔介于心脏与心包之间,无回声或低回声。
- 通常情况下,可有少量心包积液。
- 假阳性:胸腔积液或心脏脂肪垫。

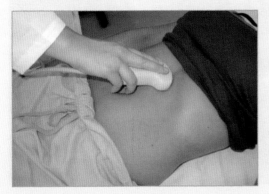

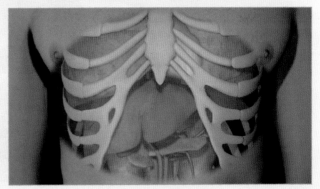

视频 3.1

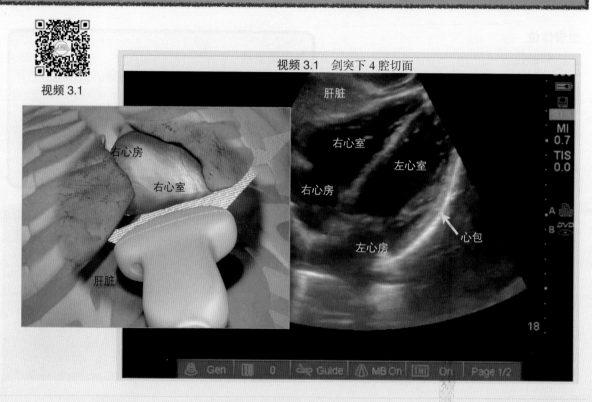

视频 3.1 剑突下 4 腔切面

肝脏

右心室

左心室

右心房

心包

左心房

右心房

右心室

肝脏

MI
0.7
TIS
0.0

18

Gen　0　Guide　MB On　On　Page 1/2

声像图发现(续)

急性的少量积液就可以影响心脏泵功能。

评估整体心功能,包括:

- 右心室功能。
- 右心房萎陷(在心包填塞的情况下)。
- 下腔静脉直径及随呼吸变化的变异指数可协助判断心包积液对心功能的影响。

视频 3.2

视频 3.3

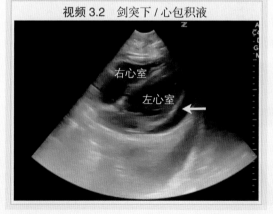

视频 3.2 剑突下 / 心包积液

右心室

左心室

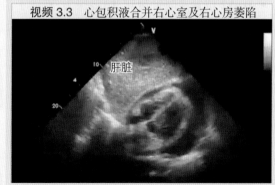

视频 3.3 心包积液合并右心室及右心房萎陷

肝脏

患者体位

- 仰卧位。
- 头低脚高位更便于进行右上腹检查。

探头位置

- **A2** 右腹壁第 7 肋间水平, 腋中线与腋后线之间。
- 探头标记点朝向头侧。
- 在 **A2** 位置逆时针旋转、倾斜探头, 有助于消除肋骨影。
- 探头角度可以指向头侧以便检查膈肌、肺及胸膜。

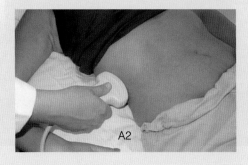

A2

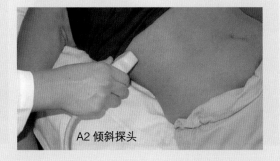

A2 倾斜探头

目标组织

- 肝脏；
- 肺，胸膜，膈肌；
- 肾脏；
- 莫里森袋。

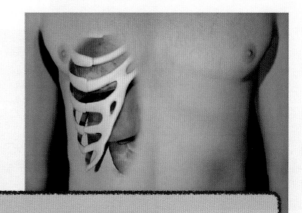

声像图发现

- 肝肾隐窝（莫里森袋）。探头滑向患者背侧，可更容易观察到该间隙。
- 向尾端滑动探头可以看到肝下缘，此处容易积聚液体。
- 向头端滑动探头将会发现膈肌、胸膜腔及肺。

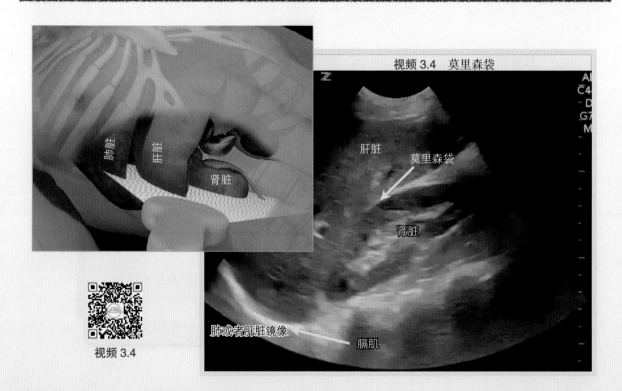

视频 3.4　莫里森袋

肝脏

莫里森袋

肾脏

肺或者肝脏镜像

膈肌

肺脏

肝脏

肾脏

视频 3.4

声像图发现（续）

　　右上腹是识别腹腔内游离液体或血液最常用的位置。

　　肝脏和肾脏之间的无回声或低回声区提示游离液体,这些游离液体也倾向于积聚在膈下区域或肾下极附近。

　　测量莫里森袋里无回声带的宽度。

　　若宽度为 1cm 相当于腹腔积液有 1L,2cm 相当于 2L,以此类推。

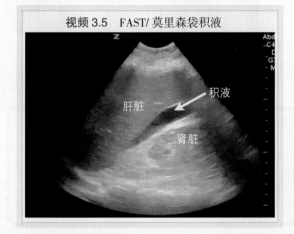

视频 3.5　FAST/ 莫里森袋积液

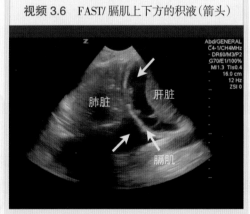

视频 3.6　FAST/ 膈肌上下方的积液（箭头）

FAST/ 左上腹 / 脾周

患者体位

- 仰卧位。

探头位置

- **A3** 左腹壁第 7 肋间水平,腋中线与腋后线之间。
- 标记点朝向头侧。
- 探头倾斜并顺时针旋转有助于消除肋骨影。

目标组织

脾脏、肾脏、肺、膈肌及胸膜;脾肾隐窝。

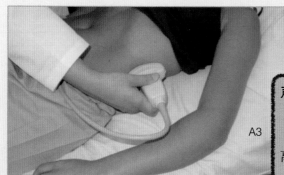

A3/ 探头倾斜

A3

声像图发现

- 寻找脾肾隐窝。
- 向尾端滑动探头可以看到脾脏下端,游离液体往往在此处积聚。
- 向头端滑动探头将会看到膈肌及胸膜腔。

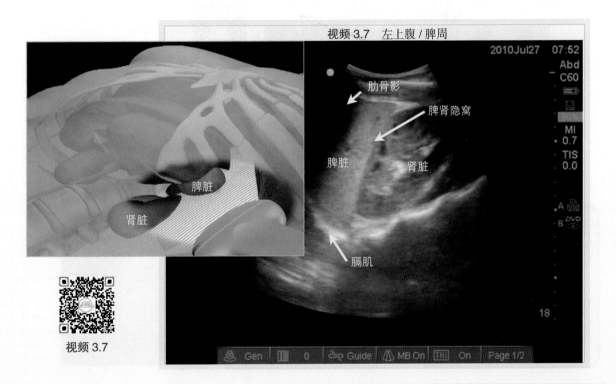

视频 3.7　左上腹 / 脾周

2010Jul27　07:52

Abd
C60

肋骨影

脾肾隐窝

MI
0.7

脾脏　　　　肾脏

TIS
0.0

膈肌

A
B

18

Gen ┃ 0 ┃ Guide ┃ MB On ┃ THI On ┃ Page 1/2

脾脏

肾脏

视频 3.7

视频 3.8　FAST/ 脾周

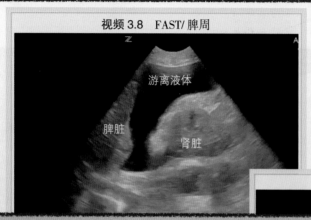

视频 3.8

视频 3.9

视频 3.9　FAST/ 脾周

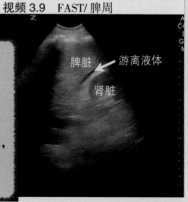

声像图发现（续）

　　游离液体可汇聚在左上腹膈肌和脾脏之间。

　　游离液体会表现为低回声或无回声带。

- 测量无回声带的宽度。

若宽度为 1cm 相当于腹腔积液有 1L，2cm 相当于 2L，以此类推。

- 血胸会表现为膈肌上方的一条低回声带。

患者体位

• 仰卧位。

探头位置

A4 耻骨上方，超声束指向远心端。进行长轴和短轴扫描。

• **短轴视图：**

标记点朝向患者右侧。

• **长轴视图：**

标记点朝向头侧。

目标组织

膀胱、子宫或前列腺、直肠子宫陷窝及膀胱后窝。

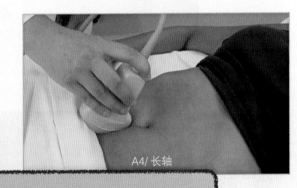

A4/ 长轴

A4/ 短轴

声像图发现

• 最好在膀胱充盈时行超声检查。

• 行长轴及短轴扫描。

• 直肠子宫陷窝内或膀胱后方任何一侧出现积聚的游离液体，都表现为低回声。

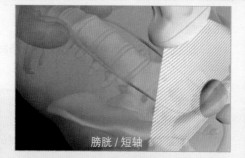

膀胱／短轴

膀胱／长轴

视频 3.10

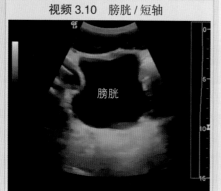

视频 3.10　膀胱／短轴

膀胱

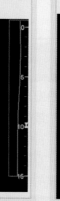

视频 3.11

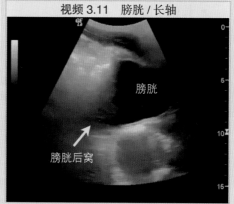

视频 3.11　膀胱／长轴

膀胱

膀胱后窝

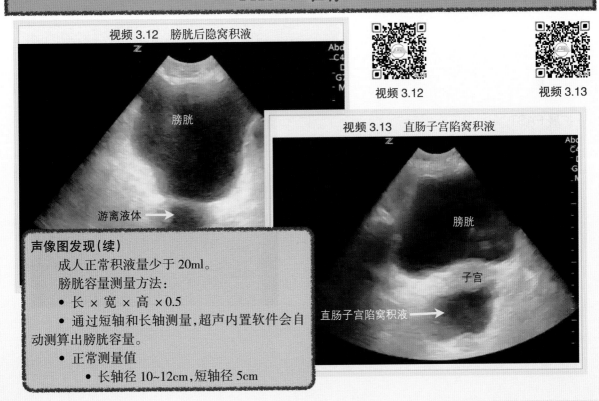

视频 3.12 膀胱后隐窝积液

膀胱

游离液体 →

视频 3.12　　　　视频 3.13

视频 3.13 直肠子宫陷窝积液

膀胱

子宫

直肠子宫陷窝积液 →

声像图发现(续)

成人正常积液量少于 20ml。

膀胱容量测量方法:

- 长 × 宽 × 高 ×0.5
- 通过短轴和长轴测量,超声内置软件会自动测算出膀胱容量。
- 正常测量值
  - 长轴径 10~12cm,短轴径 5cm

扩展 FAST（E-FAST）检查

扩展 FAST

肺及胸膜

观察有无气胸或胸腔积液。

下腔静脉

评估血容量状况，指导容量复苏的实施。

图 3.3　E-FAST

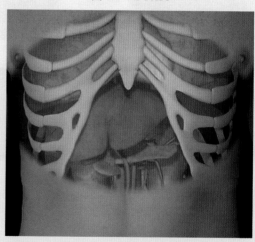

E-FAST(续)

患者体位

- 仰卧位。

目标组织

肺、膈肌、胸膜、肋骨、肝脏及脾脏。

探头类型及位置

- 相控阵探头或凸阵探头。观察胸膜时可使用线阵探头。

- 探头标记点朝向头侧。深度为15~20cm。

超声检查应该双肺对称进行。

- **L1**= 前上胸壁
- **L2**= 前下胸壁
- **L3**= 侧上胸壁
- **L4**= 侧下胸壁

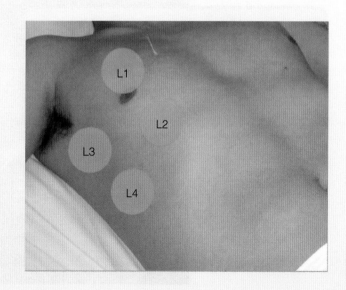

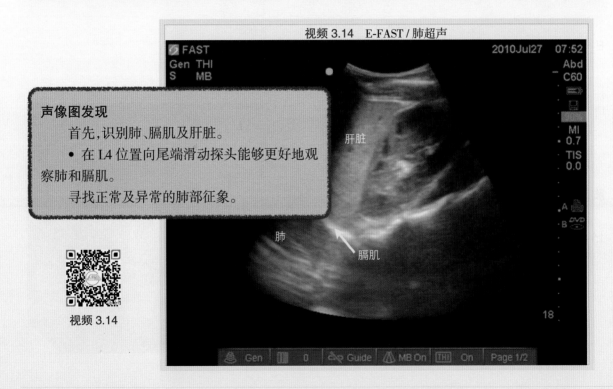

视频 3.14　E-FAST/肺超声

声像图发现

首先,识别肺、膈肌及肝脏。

• 在 L4 位置向尾端滑动探头能够更好地观察肺和膈肌。

寻找正常及异常的肺部征象。

视频 3.14

视频 3.15

视频 3.16

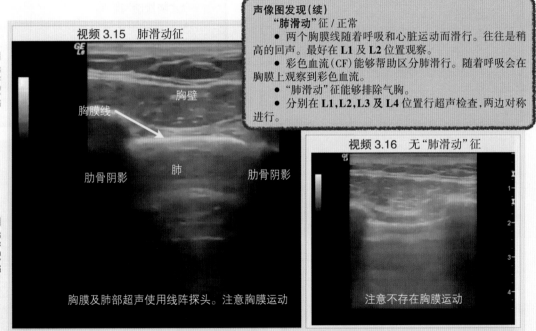

声像图发现（续）

"肺滑动"征 / 正常

● 两个胸膜线随着呼吸和心脏运动而滑行。往往是稍高的回声。最好在 **L1** 及 **L2** 位置观察。

● 彩色血流（CF）能够帮助区分肺滑行。随着呼吸会在胸膜上观察到彩色血流。

● "肺滑动"征能够排除气胸。

● 分别在 **L1,L2,L3** 及 **L4** 位置行超声检查,两边对称进行。

视频 3.15　肺滑动征

胸壁

胸膜线

肋骨阴影　　　肺　　　肋骨阴影

胸膜及肺部超声使用线阵探头。注意胸膜运动

视频 3.16　无"肺滑动"征

注意不存在胸膜运动

声像图发现(续)

"*海岸征*"/正常

- 从 B 模式开始并识别肺滑动征。
- 切换到M模式并将光标放置于胸膜线上。
- 软组织和胸膜结构将以水平线的形式出现。
- 海岸征可以排除气胸。

气胸

无"**肺滑动**"征

- 空气会阻止脏层胸膜显影,同时也观察不到胸膜滑动。

M 模式

- 条码征/看不到沙滩。在所有胸部分区对称进行超声检查。

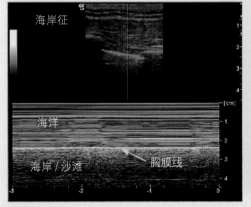

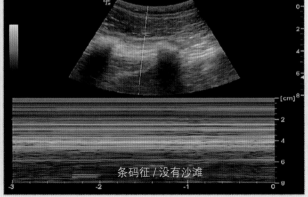

声像图发现（续）

胸腔积液

患者仰卧位时，最佳检查位置在 L4 区。

无回声区将壁层和脏层胸膜分开。

注意呼吸时的肺运动（**水母征**）。

积液量

• 在肺底或第 5 肋间水平测量积液深度。

• 在距离肺下段 3cm 处测量积液深度（见 188 页）。

• 积液深度大于 5cm 提示胸腔积液大于 500ml。

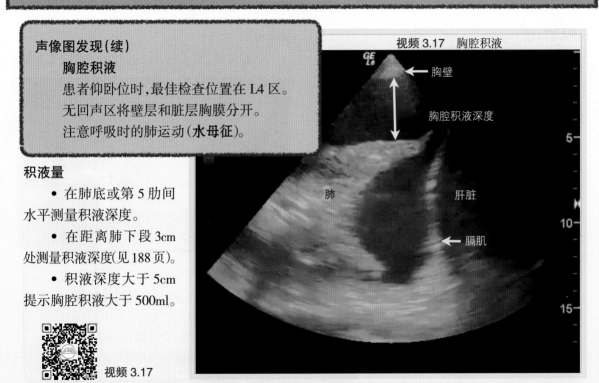

视频 3.17　胸腔积液

胸壁

胸腔积液深度

肺

肝脏

膈肌

视频 3.17

E-FAST(续)

患者体位

- 仰卧位。

探头

- 2~5MHz 凸阵探头或 2.5~5MHz 相控阵探头。

探头位置

- 探头置于 **A1,A5** 位。
- 探头标记点朝向头侧。

A1/A5

目标组织

下腔静脉,右心房,肝脏,肝静脉及腹主动脉。

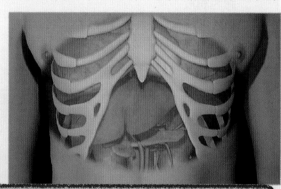

声像图发现

从 A1 或 A5 位置开始,向患者右侧滑动探头。

识别下腔静脉,右心房及肝脏。

一定要将下腔静脉与腹主动脉区分开来。腹主动脉壁厚,发出肠系膜上动脉和腹腔支,并且有搏动。

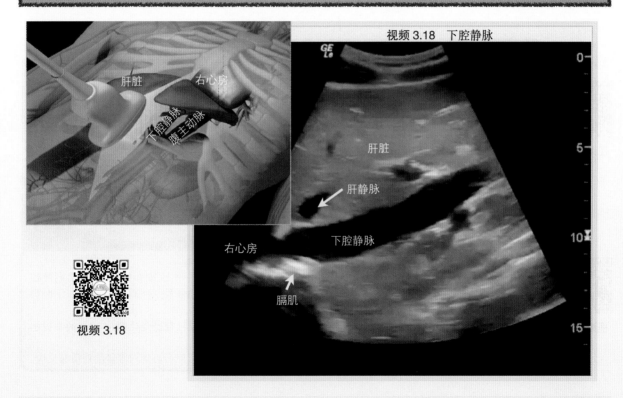

视频 3.18 下腔静脉

肝脏 右心房

下腔静脉
腹主动脉

肝脏

肝静脉

下腔静脉

右心房

膈肌

视频 3.18

视频 3.19

声像图发现(续)

血容量评估

● 下腔静脉直径随呼吸周期而变化,吸气时变小,呼气时变大。对于机械通气的患者来说,这种关系是相反的。自主呼吸时,呼气相肝静脉端下腔静脉直径正常值为 1.5~2.5cm。

视频 3.20　下腔静脉 / 萎陷

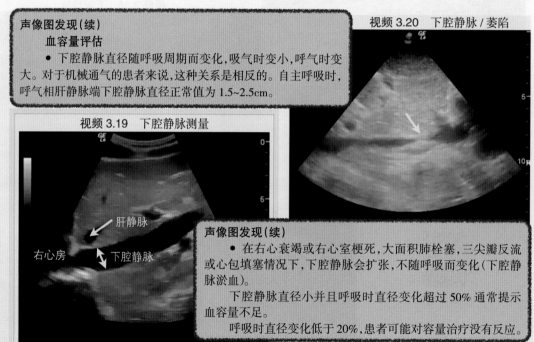

视频 3.19　下腔静脉测量

肝静脉

右心房　　下腔静脉

视频 3.20

声像图发现(续)

● 在右心衰竭或右心室梗死,大面积肺栓塞,三尖瓣反流或心包填塞情况下,下腔静脉会扩张,不随呼吸而变化(下腔静脉淤血)。

下腔静脉直径小并且呼吸时直径变化超过 50% 通常提示血容量不足。

呼吸时直径变化低于 20%,患者可能对容量治疗没有反应。

使用 M 模式,下腔静脉直径测量会更精确。

就机械通气患者而言,呼吸周期中,下腔静脉直径的变化是相反的(呼气时变窄,吸气时变宽)。

有时在平静呼吸状态下,下腔静脉直径可能不会变化。快速吸气试验可以帮助我们观察这种变化。

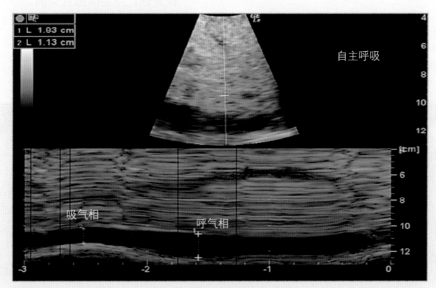

胆囊(GB)和胆总管(CBD)

适应证

右上腹或上腹部疼痛。

可疑胆囊炎,胆石症。

患者体位

仰卧位。

深吸气有助于将胆囊向下推动。

左侧卧位有助于将胆囊向下推动。

胆囊并非一个固定的器官,其部位可以改变。

探头类型及位置

2~5MHz 凸阵探头或 2.5~5MHz 相控阵探头。

探头置于 **A6** 位置。

长轴

探头标记点朝向患者头侧。

短轴

探头标记点指向患者右侧。

图 3.4　长轴

图 3.5　短轴

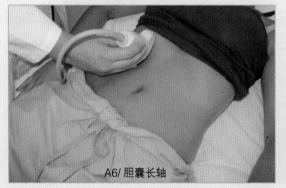

A6/ 胆囊长轴

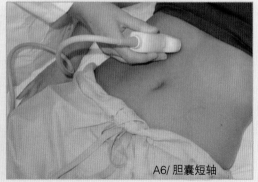

A6/ 胆囊短轴

胆囊（GB）和胆总管（CBD）

目标组织

胆囊,肝脏,胆总管,门静脉,肝动脉及下腔静脉。

肝门三角（门静脉,肝动脉及胆管）。

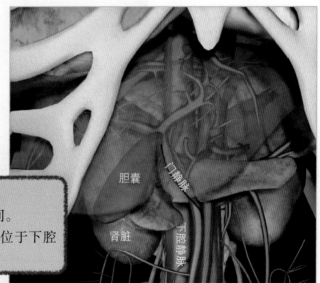

声像图发现

- 胆囊通常在乳头线和腋前线之间。
- 扫描肝脏下缘,胆囊正对肾脏,位于下腔静脉外侧。

胆囊
门静脉
肾脏
下腔静脉

胆囊(GB)和胆总管(CBD)

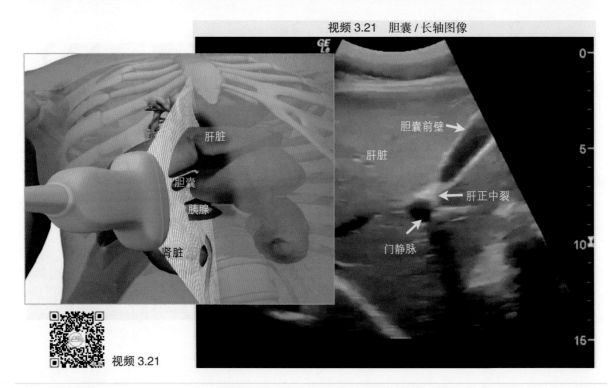

视频 3.21　胆囊 / 长轴图像

肝脏

胆囊前壁

肝正中裂

门静脉

胆囊

胰腺

肾脏

视频 3.21

胆囊（GB）和胆总管（CBD）

探头位置

　胆囊长轴

　标记点指向头侧,探头置于 A6 处。可能需要向右侧腋下移动探头(经肝脏视窗)。

视频 3.22

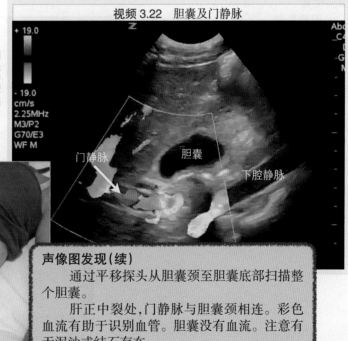

视频 3.22　胆囊及门静脉

门静脉

胆囊

下腔静脉

A6/ 胆囊长轴

声像图发现(续)

　通过平移探头从胆囊颈至胆囊底部扫描整个胆囊。

　肝正中裂处,门静脉与胆囊颈相连。彩色血流有助于识别血管。胆囊没有血流。注意有无泥沙或结石存在。

胆囊（GB）和胆总管（CBD）

探头位置

胆囊短轴

从 **A6** 处胆囊长轴视图开始逆时针旋转探头，从而标记点指向患者右侧或腋窝。

在许多情况下，探头位置可随着解剖的变化而改变。

视频 3.23

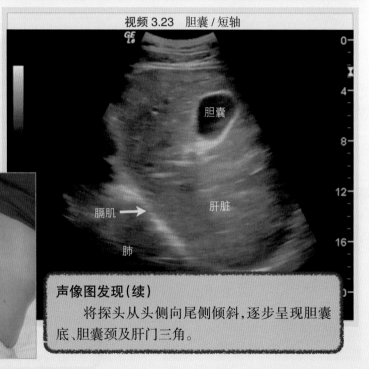

视频 3.23 胆囊 / 短轴

胆囊

膈肌 ➡

肝脏

肺

A6/ 胆囊短轴

声像图发现（续）

将探头从头侧向尾侧倾斜，逐步呈现胆囊底、胆囊颈及肝门三角。

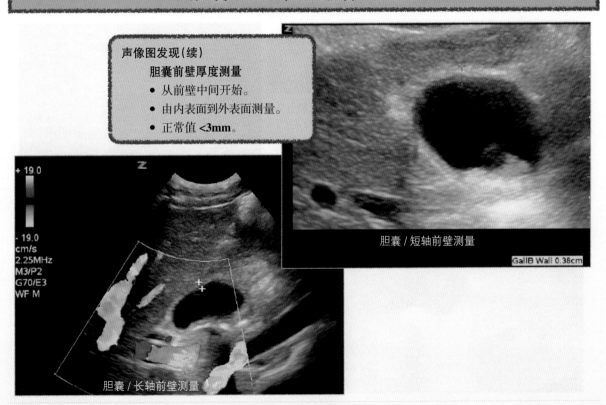

声像图发现(续)

胆囊前壁厚度测量

- 从前壁中间开始。
- 由内表面到外表面测量。
- 正常值 **<3mm**。

胆囊 / 短轴前壁测量

GallB Wall 0.38cm

胆囊 / 长轴前壁测量

115

胆囊(GB)和胆总管(CBD)

声像图发现(续)

胆囊炎/胆结石

前壁增厚 **>4mm**。

由外壁向内壁分别进行长轴和短轴测量。

注意胆囊周围有无积液。

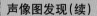

视频 3.24

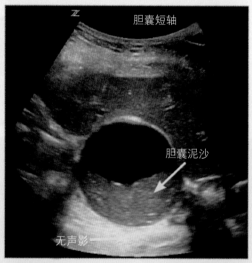

胆囊短轴

胆囊泥沙

无声影

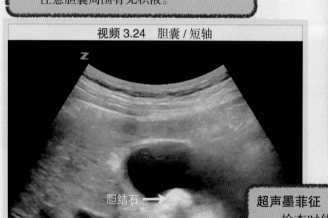

视频 3.24　胆囊/短轴

胆结石

声影

超声墨菲征

检查时使用超声探头按压胆囊会导致疼痛。

注意结石或泥沙的出现。结石高回声并且有声影,而泥沙无声影。

探头位置
A6

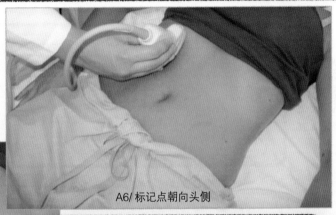

A6/标记点朝向头侧

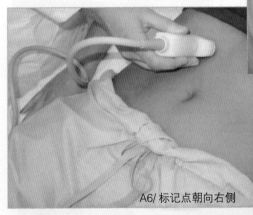

A6/标记点朝向右侧

声像图发现

- 从胆囊长轴视图开始，从前壁中间开始，寻找肝总管开口。
- 在胆囊颈部寻找门静脉。肝总管和门静脉、肝动脉一起构成肝门三角。
- 逆时针旋转探头 90° 可得到门静脉纵轴视图。
- 胆总管位于门静脉前方并与其平行。向内侧滑动探头有助于识别胆总管。

肝总管与胆总管

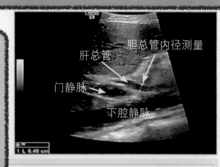

声像图发现(续)

胆囊长轴

- 彩色血流有助于识别血管。胆总管无血流。
- 正常胆总管直径小于 7mm。
- 测量内壁之间的距离(测量内径)。
- 正常值随年龄增加,并且已行胆囊切除的患者其内径也会增加。
- 胆总管直径 >10mm 往往提示病变。

视频 3.25

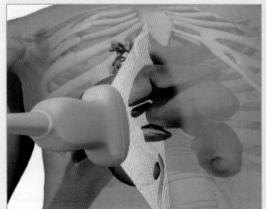

视频 3.25 胆总管与肝门静脉

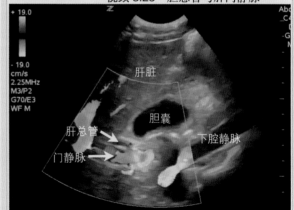

胰　腺

患者体位

仰卧位。

探头类型及位置

2~5MHz 凸阵探头, 深度 12~15cm。

长轴

A5 位置, 探头标记点朝向患者右侧。

短轴

A5 位置, 探头标记点朝向头侧。

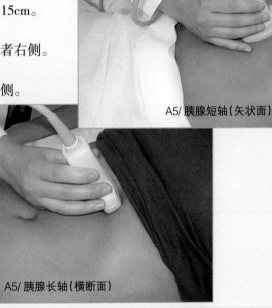

A5/ 胰腺短轴(矢状面)

A5/ 胰腺长轴(横断面)

胰　腺

目标组织

胰腺,腹主动脉,下腔静脉,脾静脉,肠系膜上动脉及脊柱。

声像图发现

胰腺质地均匀,位于脾静脉前方。

胰头位于下腔静脉前方,胰体与脾静脉平行。

肠系膜上动脉前方是脾静脉,后方为肾静脉。

横断面可以显示胰腺内的胰管。

图 3.6　胰腺

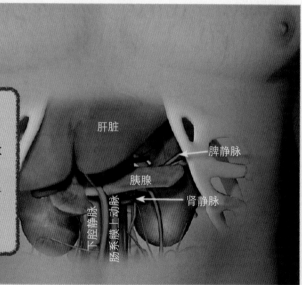

肝脏

脾静脉

胰腺

肾静脉

下腔静脉

肠系膜上动脉

胰　　腺

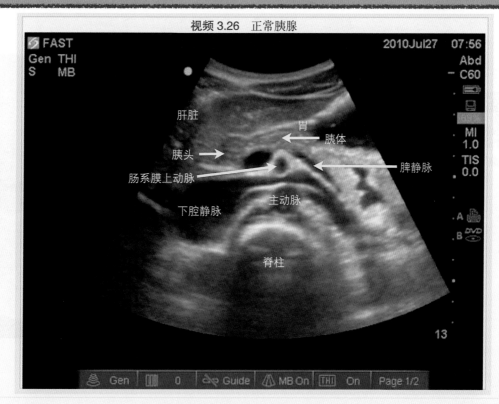

视频 3.26　正常胰腺

视频 3.26

胰　腺

视频 3.27

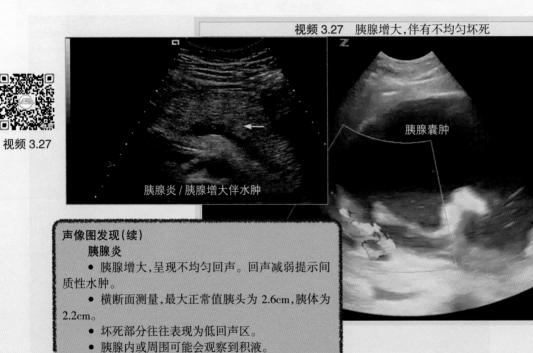

胰腺炎／胰腺增大伴水肿

胰腺囊肿

声像图发现（续）

　　胰腺炎

　　● 胰腺增大，呈现不均匀回声。回声减弱提示间质性水肿。

　　● 横断面测量，最大正常值胰头为 2.6cm，胰体为 2.2cm。

　　● 坏死部分往往表现为低回声区。

　　● 胰腺内或周围可能会观察到积液。

肾　脏

适应证

急性的侧腹痛或腹痛。

排除双侧梗阻引起的急性肾衰竭。

检查有无结石。

检查膀胱。

探头类型及位置

2~5MHz 凸阵探头或 2.5~5MHz 相控阵探头。

在 A2, A3 部位检查。

长轴:标记点朝头侧,探头指向腋后线。

短轴:旋转 90°。

患者体位

仰卧位。右侧卧位和左侧卧位分别对应左肾和右肾。深呼吸将有助于肾脏移向肋缘下方。

目标组织

肾脏、肝脏、脾脏及膈肌。

莫里森袋及脾肾隐窝。

肾包膜、肾盏及肾盂。

图 3.7　A3

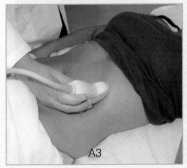

A3

图 3.8　长轴

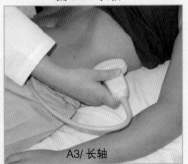

A3/ 长轴

图 3.9　短轴

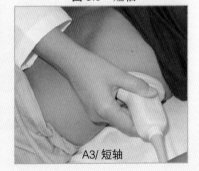

A3/ 短轴

肾　脏

探头位置 / 右肾

长轴

A2 位置,标记点朝向头侧,第 7 肋间起,腋中线位置。

根据肾长轴逆时针旋转探头,将探头指向腋后线。

视频 3.28

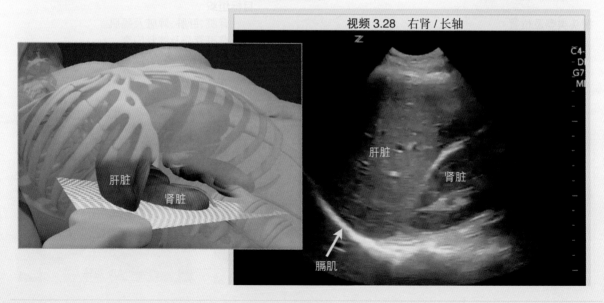

视频 3.28　右肾 / 长轴

肾　脏

探头位置 / 左肾

长轴

A3,标记点朝向头侧,第 7 肋间起,腋中线位置。

根据肾长轴顺时针旋转探头,将探头指向腋后线。

相对于右肾而言,左肾超声图像较难获得。

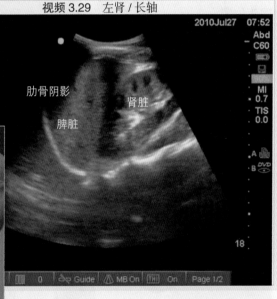

视频 3.29　左肾 / 长轴

肋骨阴影

肾脏

脾脏

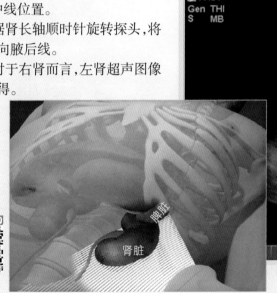

视频 3.29

125

肾　脏

探头位置
　　短轴
　　　视频 3.30

　　从长轴位开始,右肾逆时针旋转探头 90°,左肾顺时针旋转 90°。上下倾斜探头。

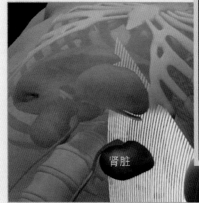

肾脏

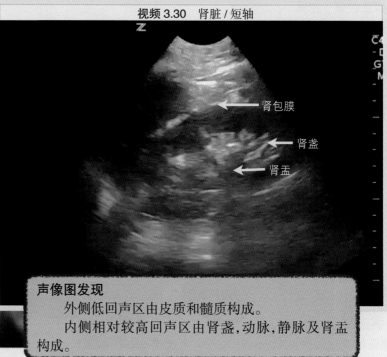

视频 3.30　肾脏 / 短轴

肾包膜

肾盏

肾盂

声像图发现
　　外侧低回声区由皮质和髓质构成。
　　内侧相对较高回声区由肾盏,动脉,静脉及肾盂构成。

肾 脏

声像图发现(续)

肾盂积水

积水程度根据肾盏和肾盂的分离程度,以及肾盂的受累程度,分为 1、2、3 级。

肾脏大小正常值为长 9~12cm 宽 4~6cm。

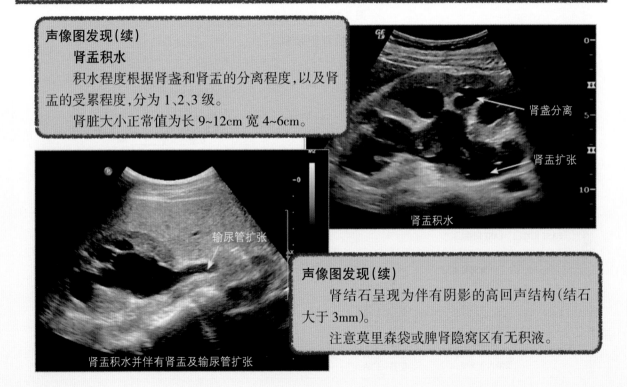

肾盏分离

肾盂扩张

肾盂积水

输尿管扩张

肾盂积水并伴有肾盂及输尿管扩张

声像图发现(续)

肾结石呈现为伴有阴影的高回声结构(结石大于 3mm)。

注意莫里森袋或脾肾隐窝区有无积液。

127

检查记录单

图 3.10 检查记录单

检查记录单

患者姓名：＿＿＿＿＿＿＿＿＿＿
病案号：＿＿＿＿＿＿＿＿＿＿
日期：＿＿＿＿＿＿＿＿＿＿
时间：＿＿＿＿＿＿＿＿＿＿
病史：＿＿＿＿＿＿＿＿＿＿
生命体征： HR PB RR TEMP
超声操作者：＿＿＿＿＿＿＿＿＿＿

FAST 检查

腹腔积液阳性	□是	□否
评估积液量/测量单位 cm：		
肝周积液：	□是	□否
脾周积液：	□是	□否
盆腔积液：	□是	□否
剑突下视图阳性：	□是	□否
FAST 阳性□ FAST 阴性□		

扩展 FAST（E-FAST）检查
肺部检查

右侧胸腔积液：	□是	□否
左侧胸腔积液：	□是	□否
气胸：	□是	□否
肺滑动征(右)：	□是	□否
肺滑动征(左)：	□是	□否

下腔静脉直径 ＿＿＿＿ cm

呼吸变化：	□是	□否	变化＿＿＿%
萎陷大于50%：	□是	□否	

胆囊及胆总管

胆结石：	□是	□否
超声墨菲氏征：	□是	□否
胆囊周围积液：	□是	□否
胆囊壁厚度 ＿＿＿＿ cm		
胆总管直径 ＿＿＿＿ cm		

胰腺

实质异常：	□是	□否
胰头□ 钩突□ 胰体□ 胰尾□		
胰周积液：	□是	□否
假性囊肿：	□是	□否

肾脏

肾脏测量(长轴)：	□是	□否
肾盂积水：	□是	□否
肾结石： 右肾□ 左肾□ 大小＿＿＿＿		
输尿管梗阻：	□是	□否

印象和评估

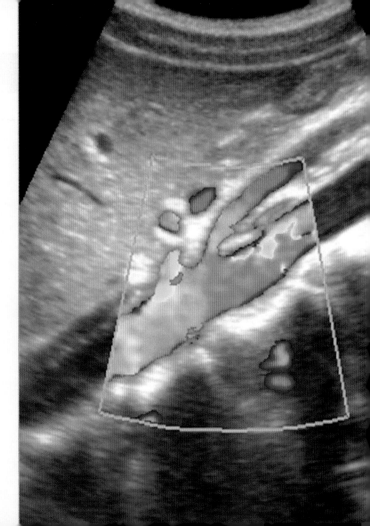

第四章

主动脉检查

VICTOR COBA MD

MARK FAVOT MD

宋华丽 译, 刘东 校

目　录

患者体位

仰卧位。

探头选择及位置

凸阵探头或相控阵探头。深度 15~20cm。放于 A5 位置，详见腹部章节。

- **长轴**

标记点朝向患者头端。

- **短轴**

标记点朝向患者右侧。

目标组织

主动脉、下腔静脉、脊柱、腹腔干、肠系膜上动脉、肾动脉、髂总动脉、肝脏以及胰腺。

图 4.1　短轴

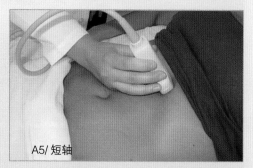

A5/ 短轴

图 4.2　长轴

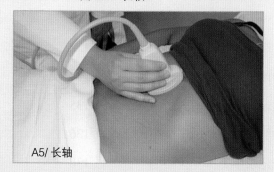

A5/ 长轴

声像图发现

与下腔静脉相比,主动脉的管壁更厚、更圆,而且有搏动性。

彩色血流模式可以帮助区分主动脉和下腔静脉。

矢状面测量时,主动脉最大外径一般小于 2cm。

● 主动脉直径由近端向远端逐渐变小。在每个节段,都应测量其长轴和短轴直径。

动脉扩张时,其直径大于 2cm。

动脉瘤的直径大于 3cm。

如果可疑主动脉夹层,注意主动脉内有无夹层的摆动。

超声对诊断血管破裂不敏感。

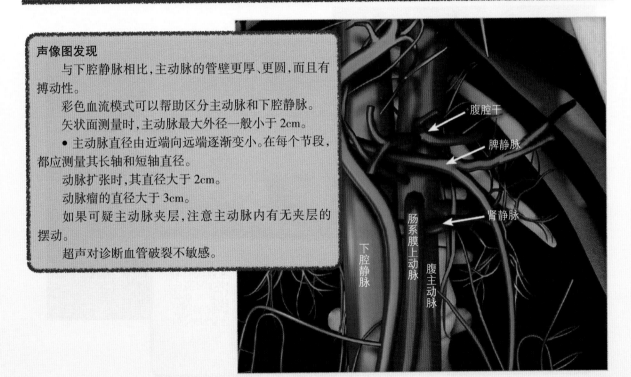

腹腔干

脾静脉

肾静脉

下腔静脉

肠系膜上动脉

腹主动脉

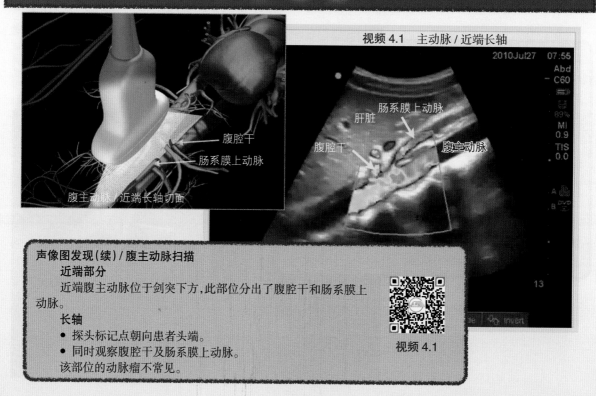

视频 4.1 主动脉 / 近端长轴

2010Jul27 07:55
Abd
C60

MI 0.9
TIS 0.0

肝脏

肠系膜上动脉

腹腔干

腹主动脉

腹主动脉 / 近端长轴切面

13

声像图发现(续) / 腹主动脉扫描

近端部分

近端腹主动脉位于剑突下方,此部位分出了腹腔干和肠系膜上动脉。

长轴

- 探头标记点朝向患者头端。
- 同时观察腹腔干及肠系膜上动脉。

该部位的动脉瘤不常见。

视频 4.1

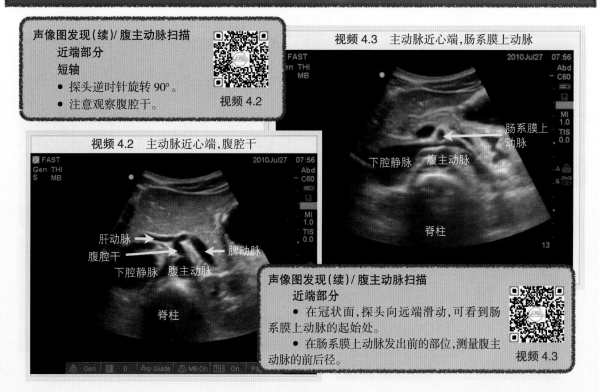

声像图发现(续)/腹主动脉扫描
　近端部分
　　短轴
　　● 探头逆时针旋转 90°。
　　● 注意观察腹腔干。

视频 4.2

视频 4.3　主动脉近心端,肠系膜上动脉

FAST
Gen THI
MB
2010Jul27　07:56
Abd
- C60

MI
1.0
TIS
0.0

肠系膜上动脉

下腔静脉　腹主动脉

脊柱

13

视频 4.2　主动脉近心端,腹腔干

FAST
Gen THI
S　MB
2010Jul27　07:56
Abd
- C60

MI
1.0
TIS
0.0

肝动脉
腹腔干
下腔静脉　腹主动脉

脾动脉

脊柱

声像图发现(续)/腹主动脉扫描
　近端部分
　　● 在冠状面,探头向远端滑动,可看到肠
系膜上动脉的起始处。
　　● 在肠系膜上动脉发出前的部位,测量腹主
动脉的前后径。

视频 4.3

主 动 脉

视频 4.4　腹主动脉中段(彩色血流模式)

声像图发现(续)/腹主动脉扫描

　　中段部分

● 肠系膜上动脉发出以后的部分。

● 探头指向脊柱,标记点朝向患者右侧,向下滑动探头。

● 该节段没有分支。

● 分别在长轴和短轴测量血管前后径。

● **肾动脉**发出部位靠近肠系膜上动脉发出的部位。

视频 4.4

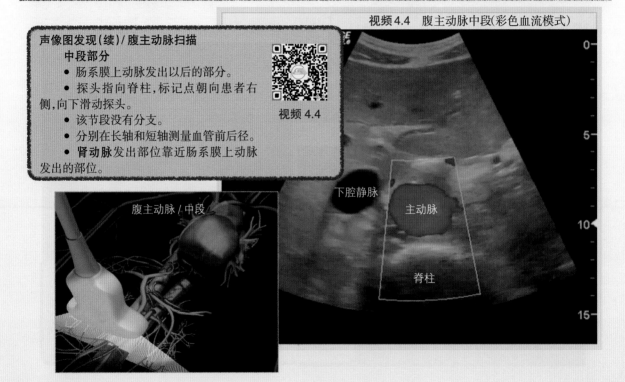

下腔静脉

主动脉

脊柱

腹主动脉 / 中段

134

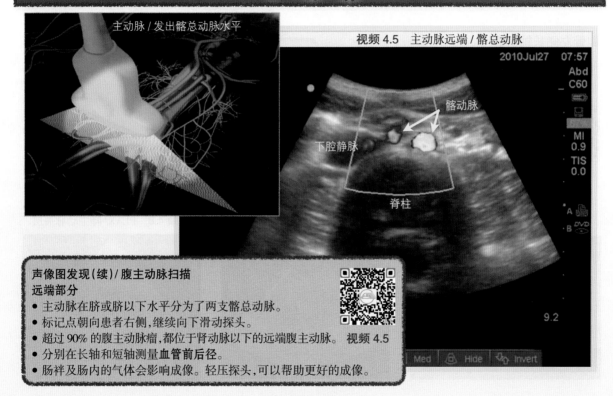

主动脉 / 发出髂总动脉水平

视频 4.5　主动脉远端 / 髂总动脉

2010Jul27　07:57

Abd
C60

MI
0.9

TIS
0.0

髂动脉

下腔静脉

脊柱

9.2

Med　Hide　Invert

声像图发现(续)/ 腹主动脉扫描
远端部分

- 主动脉在脐或脐以下水平分为了两支髂总动脉。
- 标记点朝向患者右侧,继续向下滑动探头。
- 超过 90% 的腹主动脉瘤,都位于肾动脉以下的远端腹主动脉。　视频 4.5
- 分别在长轴和短轴测量**血管前后径**。
- 肠袢及肠内的气体会影响成像。轻压探头,可以帮助更好的成像。

胸骨左侧长轴切面

探头位置

开始位置：C1 处。

视频 4.6 　　　　视频 4.7 　　　　视频 4.8

声像图发现

观察主动脉瓣、主动脉根部、升主动脉及部分降主动脉。

主动脉根部的直径正常小于 3.4cm。

观察有无主动脉夹层或夹层摆动。

彩色血流模式有助于分辨血流及假腔。

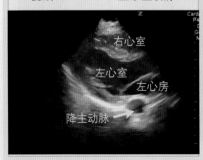

视频 4.6　PLAX/ 正常主动脉

右心室

左心室

左心房

降主动脉

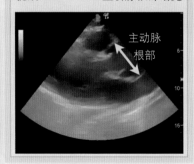

视频 4.7　PLAX/ 主动脉根部增宽

主动脉根部

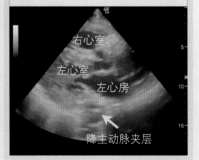

视频 4.8　PLAX/ 降主动脉夹层

右心室

左心室

左心房

降主动脉夹层

视频 4.9

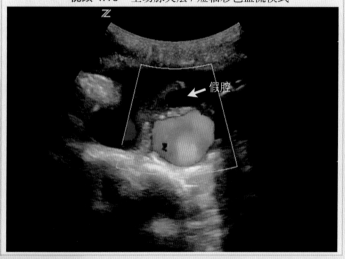

视频 4.10　主动脉夹层 / 短轴彩色血流模式

假腔

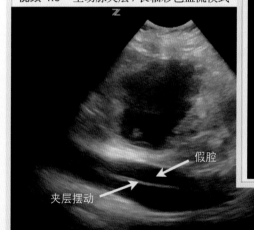

视频 4.9　主动脉夹层 / 长轴彩色血流模式

假腔

夹层摆动

视频 4.10

图 4.3 检查记录单

检查记录单

患者姓名: _____

性别: _____

日期: _____

操作者: _____

病史

短轴前后直径

近端_____cm

中段_____cm

远端_____cm

长轴前后直径

近端_____cm

中段_____cm

远端_____cm

有无腹主动脉瘤　　　　□是　　□否

肾脏平面以下□　　　肾脏平面以上□　　　胸腹部□

髂总动脉　正常□　　动脉瘤□

腹腔积液　　　□是　　□否

印象和评估:

第五章

周围血管定位

KEITH KILLU M.D

焦佳美 译,陈进 校

目 录

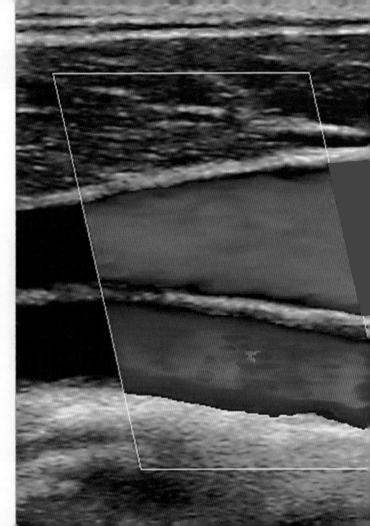

设备

大多数情况下,血管检查使用的是 7~13MHz 线阵探头。

- 频率越高,分辨率越高。

无菌保护套,凝胶和橡皮筋。

必要时,可使用穿刺导引器。

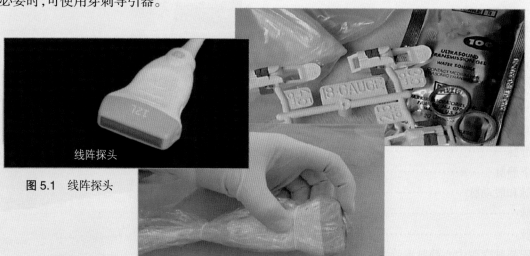

线阵探头

图 5.1　线阵探头

设 备

无菌物品：

- 无菌保护套、凝胶和橡皮筋。
- 适用于不同部位不同角度的穿刺导引器。

把凝胶包在保护套内。无菌保护套从探头的头端开始沿着整个探头的电缆线卷动包裹。

一个橡皮筋扎在靠近探头接触面的位置，另一个扎在探头的根部。

把无菌凝胶沿着探头接触面涂在保护套的外面。

必要时使用穿刺导引器。穿刺导引器固定在探头的头部。

穿刺针通过导引器进行穿刺。

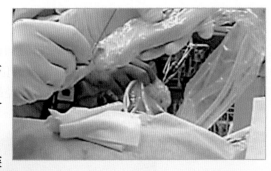

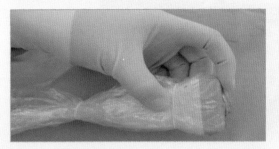

穿刺导引器：

优点

预知穿刺途径、深度和针的角度。

对手眼协调性要求比较低。

缺点

角度固定。

较难达到比较深的组织。

患者体位

患者体位取决于穿刺部位及入路选择（如颈内静脉置管，患者处于头低脚高位更有利于穿刺）。

超声仪器放在操作者便于看到显示屏的位置。

在消毒之前预先扫描血管，选择血管直径最大的部位，明确与其他血管的关系和是否存在血栓。

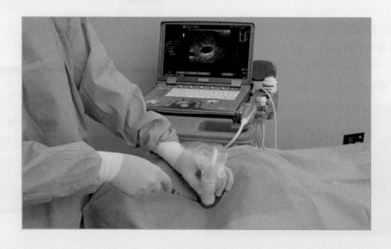

屏幕标记点设在左侧。探头标记点指向患者右侧。

触摸探头,确认探头标记点与屏幕左侧一致。

始终要有无菌观念。

非优势手持探头,优势手持穿刺针。

探头与皮肤垂直并充分接触。

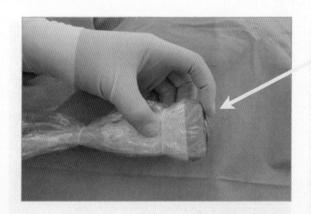
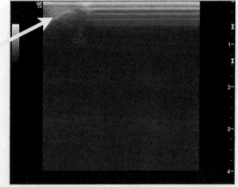

屏幕标记在左侧
- 显示在屏幕左侧的图像对应患者的右侧。
- 深度大概是 3~4cm。

辨识目标
- 获得短轴和长轴的影像。

把血管图像放在屏幕中央,探头正好在血管上方。

注意血管的深度(屏幕的右边以厘米为单位来显示深度)。

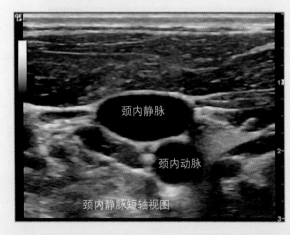

颈内静脉短轴视图

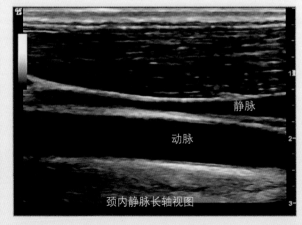

颈内静脉长轴视图

视频 5.1

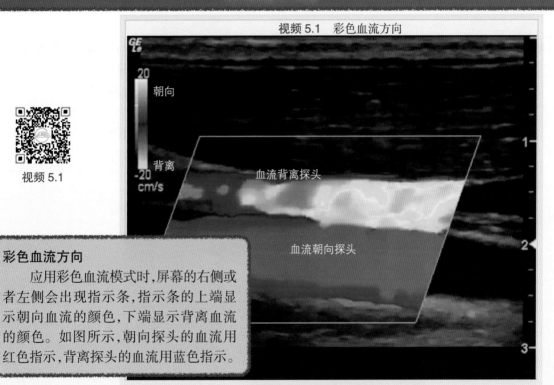

视频 5.1　彩色血流方向

朝向

背离

20

-20
cm/s

血流背离探头

血流朝向探头

彩色血流方向

　　应用彩色血流模式时,屏幕的右侧或者左侧会出现指示条,指示条的上端显示朝向血流的颜色,下端显示背离血流的颜色。如图所示,朝向探头的血流用红色指示,背离探头的血流用蓝色指示。

145

实时引导

 超声下定位和实时引导穿刺置管。

 更加精确。

 保持无菌比较困难。

 需要手眼协调。

 1~2 名操作者。

 首选的方法。

预先定位（超声定位与穿刺过程分步进行）

 超声定位，确定穿刺点。

 穿刺置管时无超声引导。

 容易保持无菌。

 无需全程使用超声。

 技术要求低。

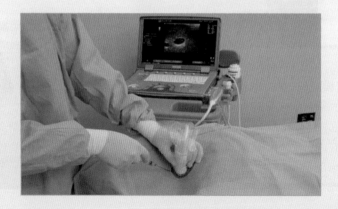

辨别动脉和静脉

动脉
- 圆形,壁厚。
- 不能压瘪,有搏动。
  应用彩色血流模式,可以显示血流方向和搏动。

视频 5.2

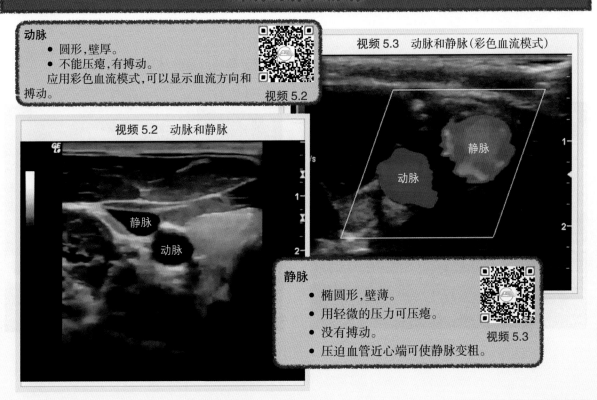

视频 5.3 动脉和静脉(彩色血流模式)

视频 5.2 动脉和静脉

静脉

动脉

静脉

动脉

静脉
- 椭圆形,壁薄。
- 用轻微的压力可压瘪。
- 没有搏动。
- 压迫血管近心端可使静脉变粗。

视频 5.3

脉冲多普勒可产生听得见的信号并形成波形,帮助区分动脉或是静脉。

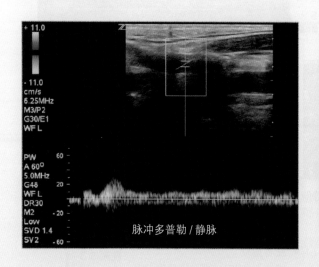

脉冲多普勒 / 静脉

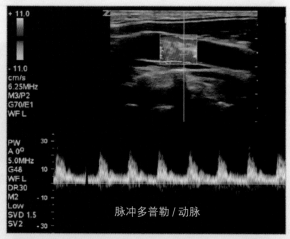

脉冲多普勒 / 动脉

通过血管和骨性结构识别相邻的神经组织。

神经表现为:

- 通常更难识别。呈椭圆形或圆形,不能压瘪,没有血流。
- 相比血管,回声更强。
- 回声强弱取决于探头角度和神经粗细(神经越粗,回声越强)。
- 呈葡萄串样的低回声神经束,被高回声神经包膜围绕。
- 在手腕或前臂的正中神经显像典型,适合作为学习的参照。

视频 5.4

视频 5.5

视频 5.6

视频 5.4 动脉,静脉,神经

神经

肌肉

动脉

静脉

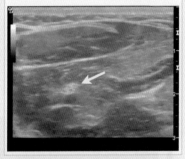

视频 5.6 前臂正中神经 / 短轴平面

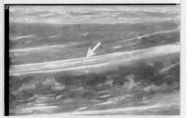

视频 5.5 前臂正中神经 / 长轴平面

将探头垂直皮肤放置。

为避免探头滑动,持探头的手可部分与患者皮肤接触。

分别在短轴和长轴平面观察血管。

注意血管的**深度**。

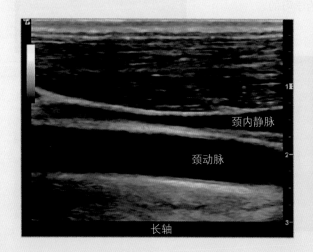

颈内静脉

颈动脉

长轴

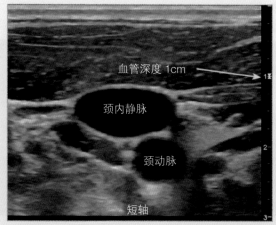

血管深度 1cm

颈内静脉

颈动脉

短轴

长轴图像

- 穿刺针可以有更佳的穿刺角度，整个过程中能够实时观察穿刺针。
- 更容易定位针尖。
- 手眼协调性要求更高。

视频 5.7　　　　　视频 5.8

短轴图像

- 实时全程超声引导穿刺的首选方法。
- 允许在探头侧方选择更好的进针入路。
- 针尖不易定位。
- 手眼协调性要求较低。

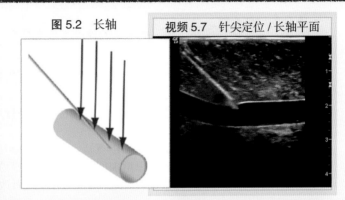

图 5.2　长轴

视频 5.7　针尖定位 / 长轴平面

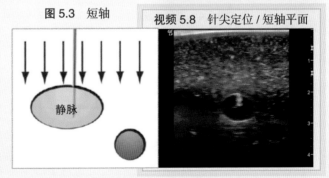

图 5.3　短轴

视频 5.8　针尖定位 / 短轴平面

静脉

- **充分**的局部麻醉。
- **针尖斜面向上**,在距离探头后 1~2cm 进针。
- 穿刺针与皮肤成 45°~60°。
- 有时需要避开别的组织时,可以尝试使用更大的角度进针。
- 可进行试穿,通过伪影确定针的位置。
- 当血管清晰可见时,则不需要通过体表解剖标志来进行定位。
- 缓慢进针。
- 找到针尖的位置(会表现为一个回声点)。
- 使针尖斜面朝向探头,这样可以增加回声量,能够更容易看到针尖。
- 如果看不到针,可调整探头或轻轻地抖动穿刺针,或者改变进针角度。

图 5.4　进针方法

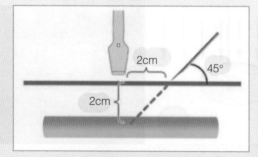

图 5.5　穿刺针伪影(振铃征)

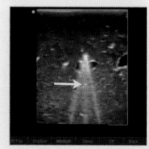

患者体位

患者平卧位进行预扫描,行穿刺置管时调整为头低脚高位。

探头型号及位置

7~13MHz 线阵探头。

短轴

● 探头的标记点指向患者的左侧(这是为数不多的标记点指向患者左侧情况中的一种)。

● 这是因为操作者位于床的头侧(其他大多数检查,操作者位于患者右侧,故探头标记点朝向患者右侧)。

长轴

● 探头标记点指向患者头侧。

屏幕标记点在屏幕的左侧。深度 2~4cm。

图 5.6　颈内静脉

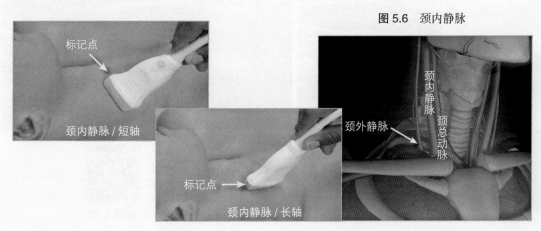

视频 5.9

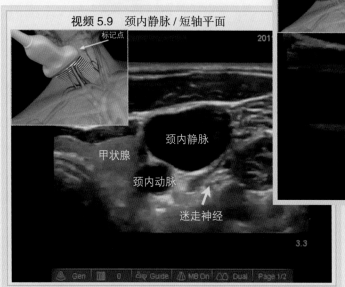

视频 5.9　颈内静脉 / 短轴平面

标记点

甲状腺

颈内静脉

颈内动脉

迷走神经

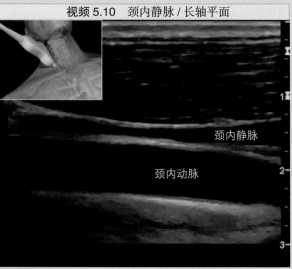

视频 5.10　颈内静脉 / 长轴平面

颈内静脉

颈内动脉

视频 5.10

置管方法采用标准的 Seldinger 技术（经皮穿刺并用导丝交换方式置入各种导管的技术）。
运用彩色血流模式帮助区分动脉和静脉。

脉冲多普勒可产生听得见的信号并形成波形，帮助区分动脉或是静脉。

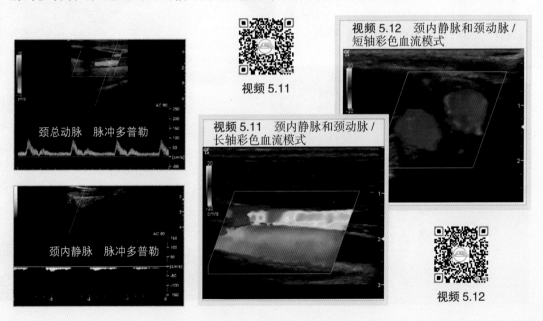

视频 5.11

视频 5.12　颈内静脉和颈动脉／
短轴彩色血流模式

颈总动脉　脉冲多普勒

视频 5.11　颈内静脉和颈动脉／
长轴彩色血流模式

颈内静脉　脉冲多普勒

视频 5.12

穿刺后扫描：有时导管或者其尖端可能置入了上腔静脉。

- **探头位置**

探头置于胸锁乳突肌侧方或锁骨头与胸骨头之间，声波束指向胸骨背面。深度为8cm。

视频 5.13

视频 5.13　导管在上腔静脉内

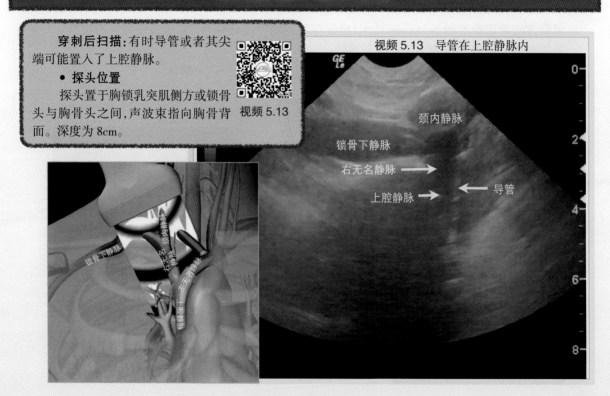

颈内静脉

锁骨下静脉

右无名静脉 →

上腔静脉 → ← 导管

导管置入后检查有无气胸发生。
　　探头置于前胸壁锁骨中线的第 2~8 肋间隙(L1,L2 区域)和第 4~10 腋前线和腋中线(L3,L4 区域)。

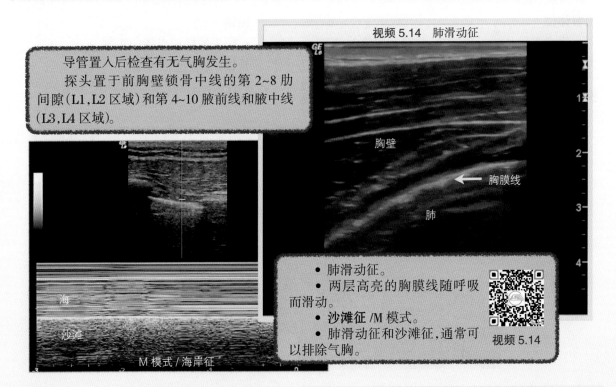

视频 5.14　肺滑动征

胸壁

胸膜线

肺

海

沙滩

M 模式 / 海岸征

• 肺滑动征。
• 两层高亮的胸膜线随呼吸而滑动。
• **沙滩征** /M 模式。
• 肺滑动征和沙滩征,通常可以排除气胸。

视频 5.14

患者体位

患者平卧位进行预扫描,行穿刺置管时调整为头低脚高位。

探头的型号或配置

7~13MHz 线阵探头。

将探头垂直皮肤置于锁骨下缘。

短轴

• 探头的标记点指向头侧。

长轴

• 探头的标记点指向患者的右侧。

标记点

锁骨下短轴扫描

标记点

锁骨下长轴扫描

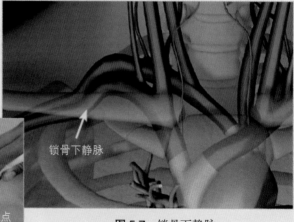

锁骨下静脉

图 5.7 锁骨下静脉

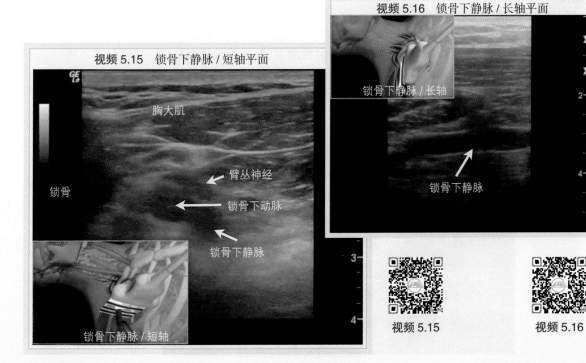

视频 5.16　锁骨下静脉 / 长轴平面

锁骨下静脉 / 长轴

锁骨下静脉

视频 5.15　锁骨下静脉 / 短轴平面

胸大肌

臂丛神经

锁骨下动脉

锁骨

锁骨下静脉

锁骨下静脉 / 短轴

视频 5.15

视频 5.16

穿刺操作

扫描锁骨下静脉较为困难。

建议预先扫描确定血管位置,然后进行穿刺(无需超声实时引导)。

应用彩色血流模式、脉冲多普勒,以及压迫血管的方式,来区分动静脉。

获得长轴和短轴的图像。

确定血管位置后,采用标准的 Seldinger 技术(经皮穿刺并用导丝交换方式置入各种导管的技术)进行置管。

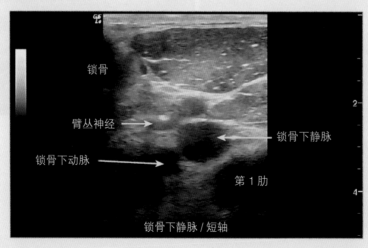

锁骨

臂丛神经

锁骨下动脉

锁骨下静脉

第 1 肋

锁骨下静脉 / 短轴

患者体位

患者仰卧位行预扫描,穿刺操作时头低脚高位,两肩胛之间垫一条毛巾。

探头型号及位置

线阵探头。

探头垂直皮肤,置于锁骨中点胸廓入口处。

短轴

- 探头的标记点指向患者头侧。

长轴

- 探头的标记点指向患者右侧。

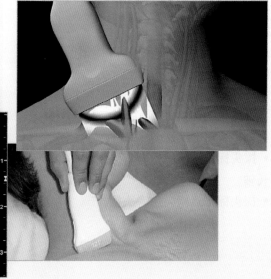

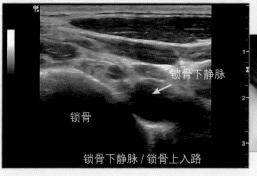

锁骨下静脉

锁骨

锁骨下静脉 / 锁骨上入路

患者体位

患者仰卧。

探头型号及位置

线阵探头。

探头置于腹股沟韧带下方,标记点指向患者右侧。

屏幕的标记点在左侧。

根据患者的体型,深度为 4~6cm。

短轴

• 探头标记点指向患者右侧。

长轴

• 探头标记点指向患者头侧。

图 5.8 股静脉和股动脉

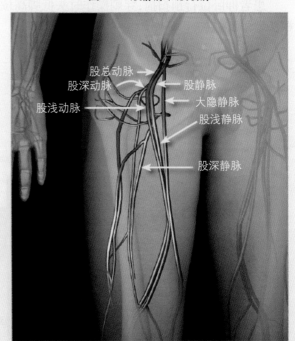

股总动脉
股深动脉
股浅动脉
股静脉
大隐静脉
股浅静脉
股深静脉

视频 5.17

视频 5.18

视频 5.18　股静脉和股动脉 / 长轴(彩色血流模式)

10

-10
cm/s

视频 5.17　股静脉和股动脉 / 短轴

股动脉

股深动脉

股静脉

股动脉和股静脉 / 长轴

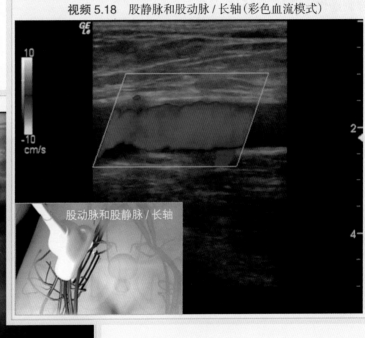

股动脉和股静脉 / 短轴

穿刺操作

静脉在动脉内侧。

获得长轴和短轴图像。

应用彩色血流模式、脉冲多普勒,以及压迫血管的方式,来区分动静脉。

确定血管位置后,采用标准的 Seldinger 技术(经皮穿刺并用导丝交换方式置入各种导管的技术)进行置管。

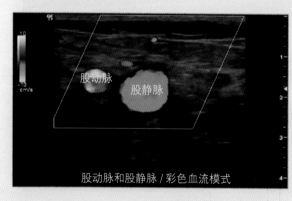

股动脉和股静脉 / 彩色血流模式

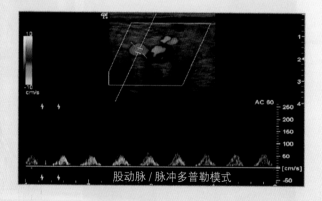

股动脉 / 脉冲多普勒模式

患者体位

固定前臂,腕关节略背伸。

探头型号及位置

线阵探头。

探头标记点向患者右侧。

深度 2~3cm。

预扫描并确定桡动脉位置。

图 5.9 桡动脉

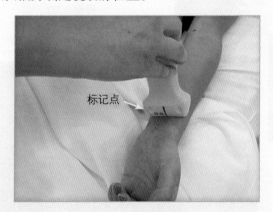

标记点

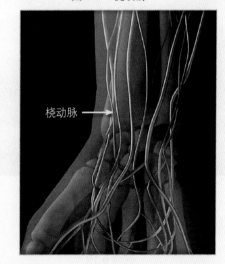

桡动脉

桡 动 脉

获得长轴和短轴的图像,特别是对于纤细的血管,了解其走行。

确定血管位置后,应用标准的穿刺技术进行置管操作。

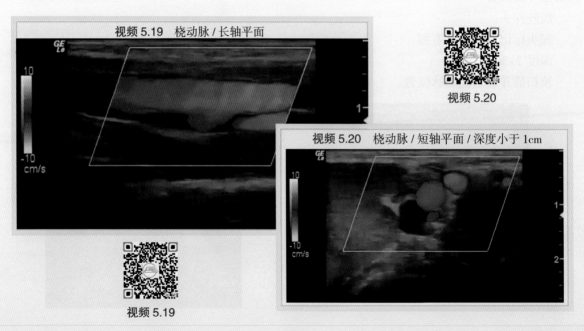

视频 5.19　桡动脉 / 长轴平面

视频 5.20

视频 5.20　桡动脉 / 短轴平面 / 深度小于 1cm

视频 5.19

患者体位

患者仰卧。

头偏向对侧 30°。

上臂外展 90° 并外旋,肘部屈曲。

探头型号及位置

线阵探头。

探头靠近腋窝,扫描到腋动脉的第二段或第三段。

探头的标记点向上。

深度 2~3cm。

图 5.10　腋动脉

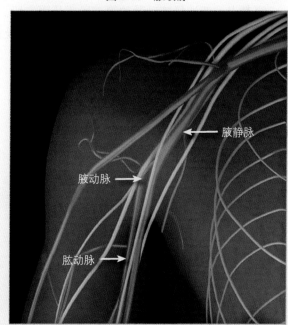

腋静脉

腋动脉

肱动脉

穿刺操作

　　穿刺点一般选择腋动脉的第二段或是第三段。

　　注意分辨动脉(有搏动性)、静脉(可压瘪)以及神经束(尺神经位于动脉内侧,正中神经位于动脉外侧)。

　　给予充分局麻。

　　在探头后方进针,使用标准穿刺技术进行操作。

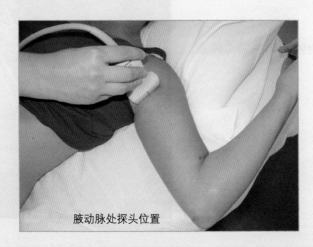

腋动脉处探头位置

视频 5.21

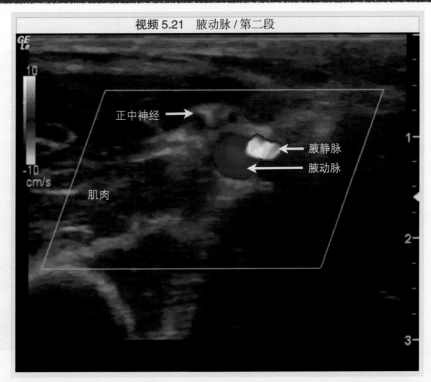

视频 5.21　腋动脉 / 第二段

正中神经

腋静脉

腋动脉

肌肉

患者体位

　　仰卧位。

　　上臂外展 90° 并外旋,肘部屈曲。

　　尽可能靠近腋窝处扎止血带。

探头型号及位置

　　线阵探头。

　　探头处于上臂短轴方向,标记点向上。

　　深度 2~3cm。

图 5.11　经外周静脉穿刺中心静脉置管术

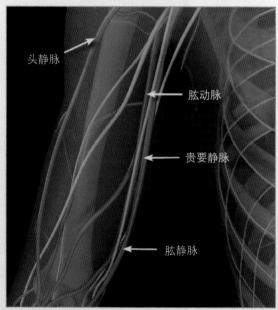

头静脉

肱动脉

贵要静脉

肱静脉

穿刺操作

扫描整个上臂，找到置管的最佳位置。

- 贵要静脉（第一选择）、头静脉、深部的肱静脉。
- 辨别动脉。

测量从置入点到肩峰的距离，然后再加 20cm（此为导管的置入深度）。

使用标准的置管技术进行操作。通过透视，C 形臂 X 线机或超声，证实导管的位置。

视频 5.22

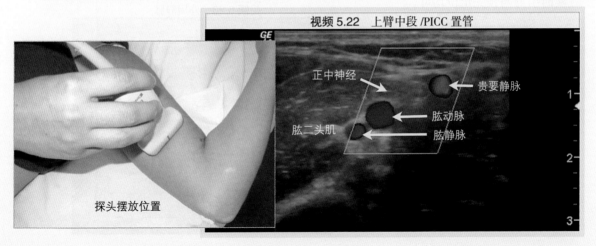

视频 5.22　上臂中段 /PICC 置管

正中神经

贵要静脉

肱动脉

肱二头肌

肱静脉

探头摆放位置

外 周 静 脉

通过超声定位外周静脉,可以很容易进行周围静脉置管。

探头型号及位置

线阵探头。

直接将探头放在静脉上,标记点指向患者的右侧。

深度 1~2cm。

实时引导与预先定位均可。

视频 5.23

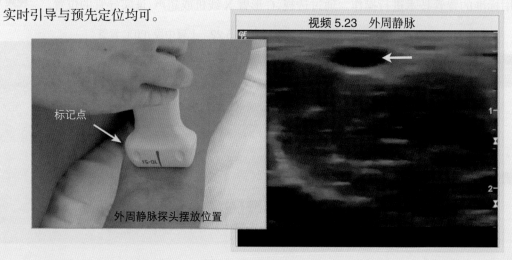

视频 5.23　外周静脉

标记点

外周静脉探头摆放位置

大多数的静脉可以通过超声引导。

确定静脉的位置和深度可以避免多次穿刺尝试。

应用彩色血流模式和脉冲多普勒能够区分出动静脉。

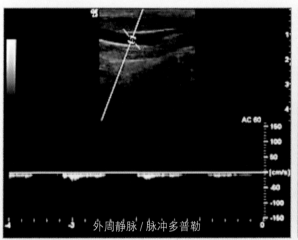

外周静脉/脉冲多普勒

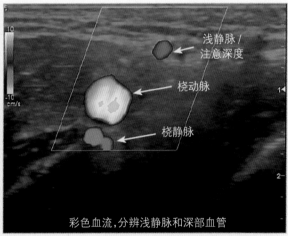

浅静脉/注意深度

桡动脉

桡静脉

彩色血流,分辨浅静脉和深部血管

第六章

肺 部 超 声

SCOTT DULCHAVSKY, MD, PHD

MICHAEL MENDEZ MD, RDCS

何喜燕 译,徐鹏 校

目 录

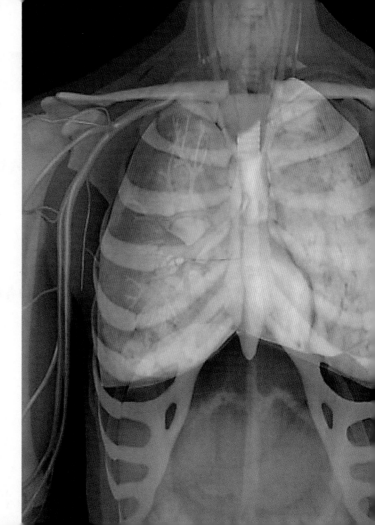

肺 部 分 区

肺检查区域

　　超声检查应该双肺对称进行。探头垂直于胸壁。

L1= 前上胸壁

L2= 前下胸壁

L3= 侧上胸壁（腋前线和腋后线之间）

L4= 侧下胸壁（腋前线和腋后线之间）

L5= 后胸壁

不同界限界定出肺分区。面对 ICU 中的各种情形,这样的分区有很好的操作性。

图 6.1　肺分区

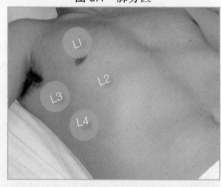

图 6.2　肺分区

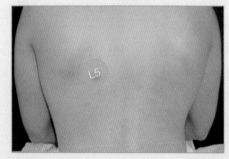

患者体位

　　仰卧位。

视频 6.1

超声探头型号

　　• 深部组织可以使用凸阵探头，小凸阵探头或相控阵探头。

　　• 线阵探头。

　　适用于表浅结构（胸膜）。

　　标记点设置在屏幕左侧，凸阵探头深度为 10~15cm，线阵探头深度为 2~4cm。

组织结构

　　胸壁 / 胸膜 / 肺实质 / 横膈膜 / 肝 / 脾。

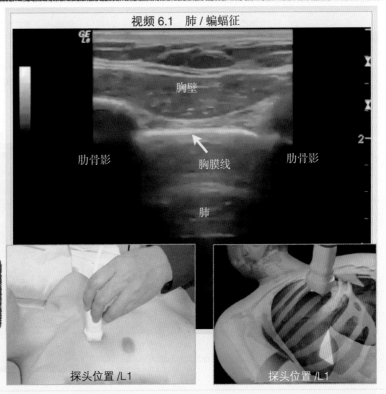

视频 6.1　肺 / 蝙蝠征

胸壁

肋骨影　　　胸膜线　　　肋骨影

肺

探头位置 /L1　　　　探头位置 /L1

探头位置

纵切面

在任何区域检查时,探头都垂直于胸壁放置,探头标记点朝向头侧。

横切面

在纵切面基础上,逆时针旋转 90°。

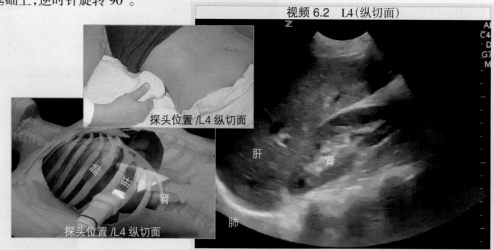

视频 6.2　L4(纵切面)

探头位置 /L4 纵切面

探头位置 /L4 纵切面

肝　肾

肺

肝　肾

肺

视频 6.2

视频 6.3

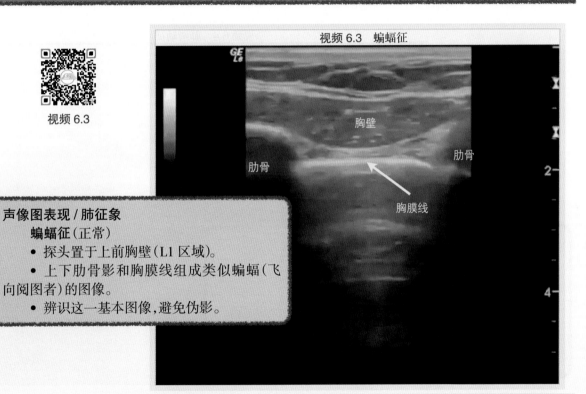

视频 6.3 蝙蝠征

胸壁

肋骨

肋骨

胸膜线

声像图表现 / 肺征象

蝙蝠征(正常)

• 探头置于上前胸壁(L1 区域)。

• 上下肋骨影和胸膜线组成类似蝙蝠(飞向阅图者)的图像。

• 辨识这一基本图像,避免伪影。

179

视频 6.4

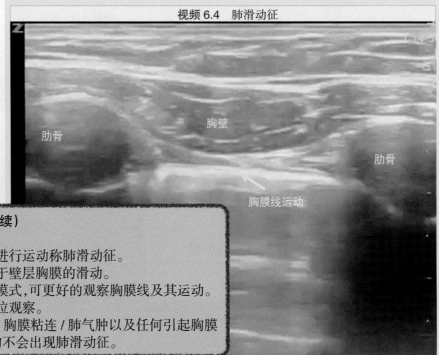

视频 6.4 肺滑动征

肋骨

胸壁

肋骨

胸膜线运动

声像图表现／肺征象（续）

肺滑动征（正常）

胸膜线随着呼吸进行运动称肺滑动征。

- 脏层胸膜相对于壁层胸膜的滑动。
- 通过彩色血流模式，可更好的观察胸膜线及其运动。
- 最好在肺底部位观察。
- 气胸／肺不张／胸膜粘连／肺气肿以及任何引起胸膜无法移动的疾病中，均不会出现肺滑动征。

声像图表现 / 肺征象

　　肺滑动征(续)

　　• 在 **M 型超声**下的肺滑动征称**"海岸征"**,能更好地观察肺滑动征。

　　• 肺滑动和海岸征的存在基本可以排除气胸。

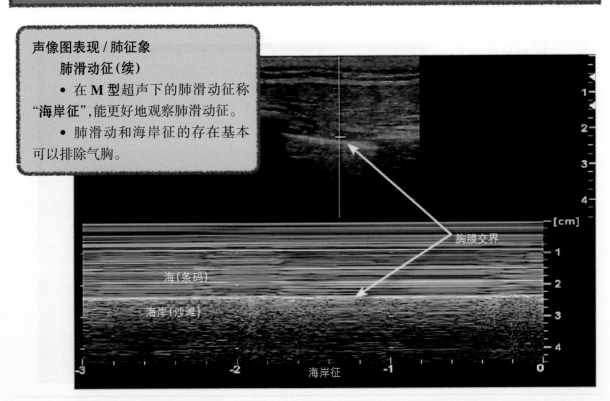

胸膜交界

海〔条码〕

海岸〔沙滩〕

海岸征

视频 6.5

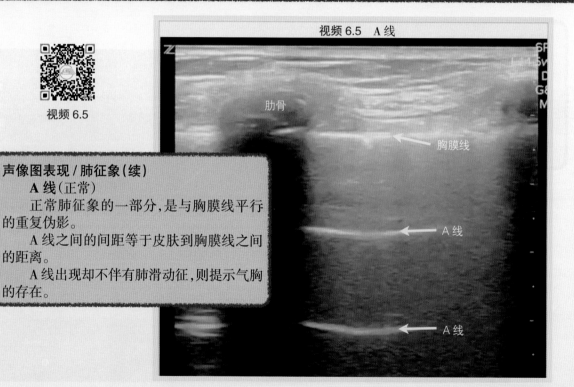

视频 6.5　A 线

声像图表现 / 肺征象（续）

A 线（正常）

　　正常肺征象的一部分，是与胸膜线平行的重复伪影。

　　A 线之间的间距等于皮肤到胸膜线之间的距离。

　　A 线出现却不伴有肺滑动征，则提示气胸的存在。

视频 6.6

声像图表现 / 肺征象（续）

彗尾征 /B 线

- 起源胸膜线并与之垂直延伸至屏幕边缘的线样高回声,不衰减。
- 随肺滑动同步运动。
- 彗尾征出现时通常会覆盖 A 线。
- 提示小叶间隔增厚和肺间质水肿等肺间质疾病(如肺水肿、急性呼吸窘迫综合征)。
- B 线出现可排除气胸。

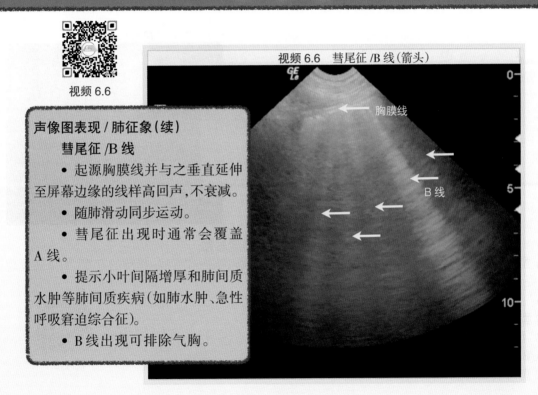

视频 6.6 彗尾征 /B 线(箭头)

胸膜线

B 线

肺 征 象

视频 6.7　Z 线

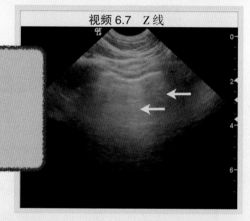

声像图表现 / 肺征象（续）

Z 线
- 是一种伪像。
- 起源于胸膜线,在短距离后消失。
- 不延伸至屏幕边缘。
- 不会覆盖 A 线。

肺和胸膜超声图像类型总结

  A 型:上肺明显的 A 线与肺滑动征并存,提示有慢性阻塞性肺疾病,哮喘的存在,如果还发现血栓,则提示有肺栓塞的存在。

  A' 型:A 型的基础上,若没有肺滑动征,则提示气胸。

  B 型:双上肺 B 线,伴有肺滑动征,提示肺水肿。

  B' 型:无肺水肿,提示肺炎或肺不张。

  A/B 复合型:一侧出现 B 线,对侧出现 A 线,提示肺炎。

  C 型肺实变:提示有肺炎或肺不张。

视频 6.7

胸腔积液

视频 6.8

检查区域

　　L4,L5 区域。

探头类型及位置

　　相控型或凸阵探头。

　　探头垂直皮肤,标记点朝向头侧。

　　从 **L4** 区域远端开始,向头端滑动探头,寻找膈肌与胸膜。

组织结构

　　胸壁/膈肌/肺/胸腔积液/肝或脾。

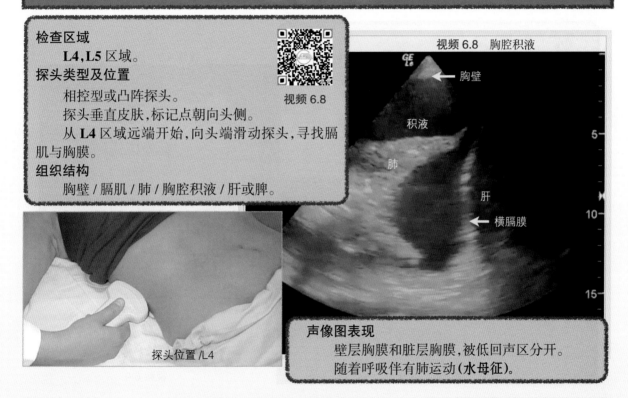

视频 6.8　胸腔积液

胸壁
积液
肺
肝
横膈膜

探头位置/L4

声像图表现

　　壁层胸膜和脏层胸膜,被低回声区分开。

　　随着呼吸伴有肺运动(**水母征**)。

声像图表现（续）

　　在二维超声图像中可看到"**四边征**"，胸腔积液的四周由胸膜线（上界），肺（下界），两侧的肋骨影构成。

　　M 型超声下观察正弦曲线征

- 正弦曲线征表示浮动的肺随着呼吸朝向胸壁的运动。
- 胸腔积液的特征性表现。

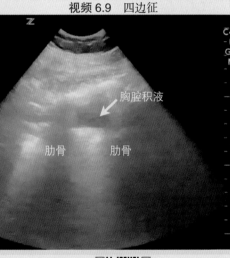

视频 6.9　四边征

胸腔积液
肋骨　　肋骨

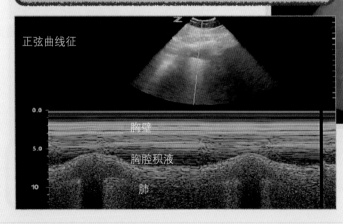

正弦曲线征

0.0
5.0
10
胸壁
胸腔积液
肺

视频 6.9

声像图表现

积液性质

漏出液

- 完全无回声。

渗出液　　　　　　视频 6.10

- 可无回声。通常有小颗粒回声。

化脓性积液

- 超声下可有分隔。
- 常表现为蜂窝状。

视频 6.11

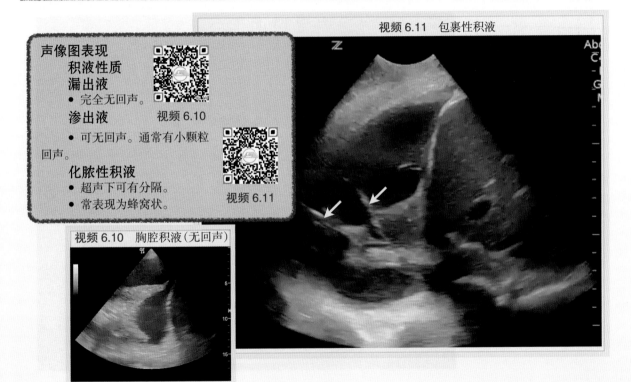

视频 6.11　包裹性积液

视频 6.10　胸腔积液（无回声）

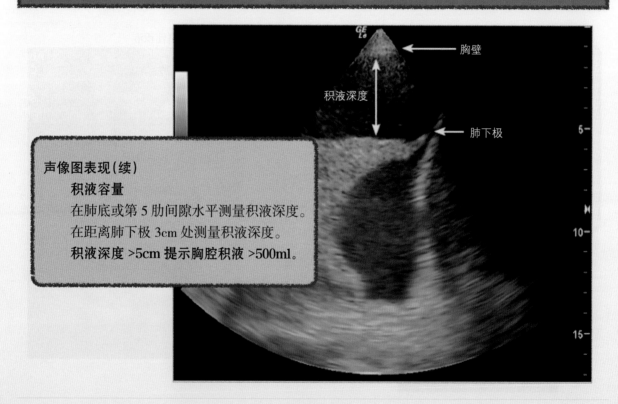

声像图表现(续)

　　积液容量

　　在肺底或第 5 肋间隙水平测量积液深度。

　　在距离肺下极 3cm 处测量积液深度。

　　积液深度 >5cm 提示胸腔积液 >500ml。

气　胸

　　仰卧位的危急患者,气体趋向于聚集在前胸壁,超声扫描到胸膜线以下没有肺组织移动,即可诊断气胸。

患者体位

　　仰卧位。

探头类型及位置

　　首选 7~13MHz 线阵超声,适用于扫描胸膜。

　　探头垂直皮肤,扫描 **L1/L2/L3** 和 **L4** 区域。

图 6.3　L1

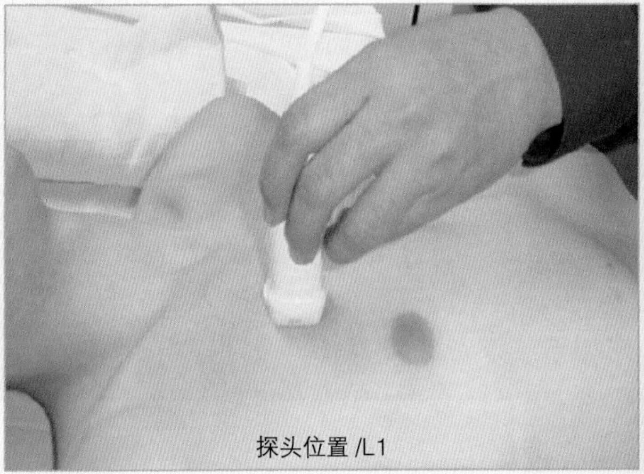

图 6.4　L1

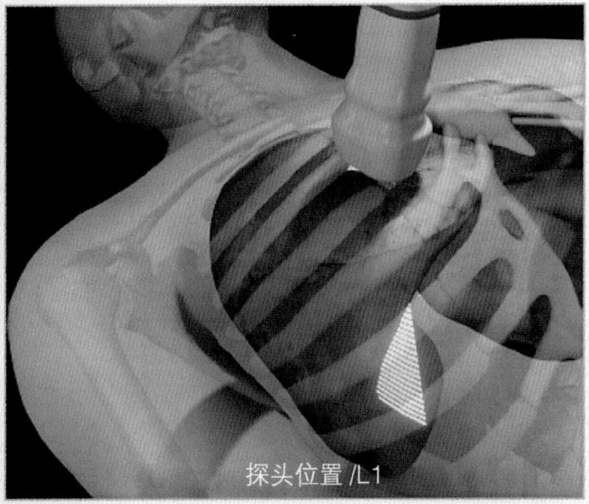

探头位置/L1

探头位置/L1

气　胸

组织结构
　　胸膜、肺、肋骨。

声像图表现
　　肺滑动征消失，敏感性 100%。
　　• 在 **B** 型超声下没有肺滑动。
　　• 在 **M** 型超声下**条码征**（只有海，没有沙滩）代替了海岸征。

视频 6.12

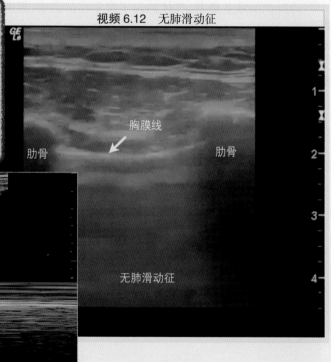

视频 6.12　无肺滑动征

胸膜线

肋骨　　　　　　　　　　肋骨

无肺滑动征

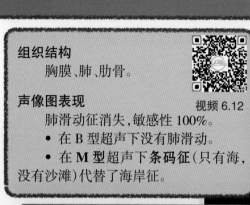

海
海

条码征 / 沙滩消失

气 胸

声像图表现(续)

肺点

• 胸腔内气体与肺的交界点，气胸诊断的**特异性 100%**。

• 在 **M** 型超声下,海岸征被条码征代替的交界点称为肺点。

视频 6.13

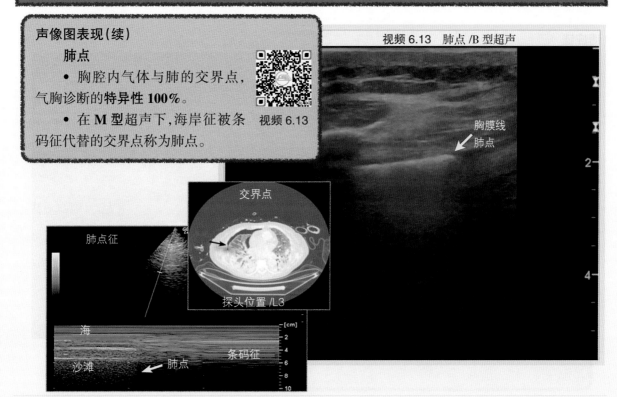

视频 6.13　肺点/B 型超声

胸膜线
肺点

肺点征

交界点

探头位置/L3

海

沙滩

肺点

条码征

急性间质综合征

适应证

肺水肿,急性呼吸窘迫综合征,肺炎/间质性肺炎疾病。

患者体位

仰卧位。

探头类型及位置

相控阵,凸阵或线阵探头。

垂直皮肤,扫描 **L1,L2, L3 & L4** 区域。

声像图表现

B 线

● 起源胸膜线并与之垂直延伸至屏幕边缘的线样高回声,不衰减,B 线间距小于 7mm。

● 分别在双侧 L1,L2,L3 & L4 区域,记数彗尾数量。

● 数量越多,间质疾病越严重。

● 对于肺水肿的敏感性和特异性为93%。

● 原发病治疗后,彗尾会减少或消失。

● 慢性阻塞性肺疾病患者不出现彗尾征。

视频 6.14 彗尾征 /B 线

胸膜线

Card/GENERAL
P4-1c/H4MHz
DR65/M3/P1
G62/E2/100%
MI1.5 TIs0.4
10.0 cm
45 Hz
ZSI 0

视频 6.14

视频 6.15

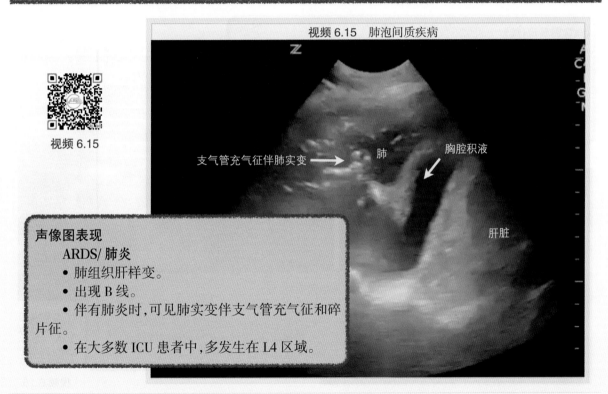

视频 6.15　肺泡间质疾病

支气管充气征伴肺实变 ➡ 肺　　胸腔积液　肝脏

声像图表现

ARDS/ 肺炎

- 肺组织肝样变。
- 出现 B 线。
- 伴有肺炎时,可见肺实变伴支气管充气征和碎片征。
- 在大多数 ICU 患者中,多发生在 L4 区域。

急性间质综合征

声像图表现(续)

肺炎

- 由于肺实变,声像图上,犹如从胸膜线处滋生出了组织。
- 出现伴随呼吸而运动的支气管充气征(高回声影)。
- **碎片征** - 实变的肺脏和充气肺泡交界的地带出现碎片样的不规则强回声光斑。
- **注意有无肺水肿,双上肺 B 线,以及肺滑动征。**

视频 6.16　碎片征

气体

支气管充气征

肋骨　　肋骨

肺

肺搏动

声像图表现(续)

肺不张

- 肺滑动消失。
- **肺搏动**(心脏搏动传导的胸膜线震动)。
- 不运动的支气管充气征。

视频 6.16

194

膈　肌

患者体位

仰卧位。

探头类型及位置

相控阵或凸阵探头。

探头在 **L4** 区域扫描，标记点朝向头侧。

膈肌与肺的交界面大概位于第 5 至第 8 肋间隙，腋中线与腋后线之间。双侧扫描。

组织结构

肺 / 膈肌 / 肝脏或脾脏。

图 6.5　L4 区域　　　　　　　　　　　　　　　图 6.6　L4 区域

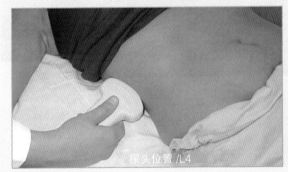

探头位置 /L4

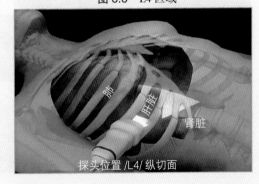

肺

肝脏

肾脏

探头位置 /L4/ 纵切面

膈　肌

声像图表现

　　正常自主呼吸患者的膈肌运动幅度大于 10~20mm。

膈肌功能异常

- 胸腔积液不影响膈肌运动。
- 运动幅度 <5mm 即为病理性运动。
- 会出现肺滑动消失并出现反常运动。
- M 型超声可用于检测和测量膈肌运动。

视频 6.18

视频 6.18　膈疝

视频 6.17　膈肌运动(正常)

深呼吸时膈肌运动 /M 型超声

视频 6.17

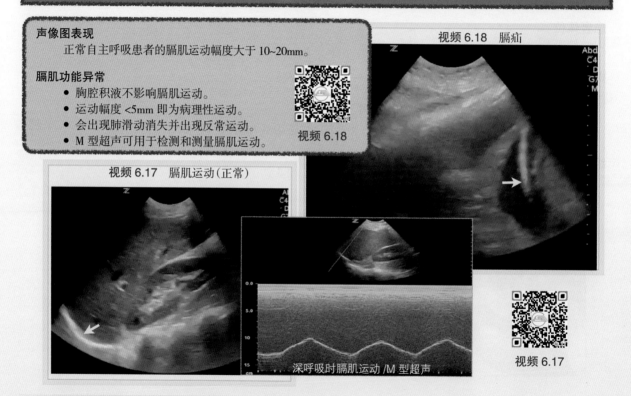

196

图 6.7 检查记录单

检查记录单

患者姓名: _____   病史: _____
性别: _____   生命体征: _____
日期: _____

肺,胸膜,膈肌检查	
正常	□是 □否
胸腔积液	□是 □否

□右侧   □是   □否   估计容积……
□左侧   □是   □否   估计容积……

气胸	□是 □否 □右侧 □左侧
肺滑动	□是 □否
海岸征	□是 □否
A 线	□是 □否
肺点	□是 □否
急性间质综合征	□是 □否
右侧	
B 线	□是 □否
肺实变	□是 □否
支气管充气征	□是 □否
左侧	
B 线	□是 □否
肺实变	□是 □否
支气管充气征	□是 □否
膈肌功能异常	□是 □否

印象、评估和建议

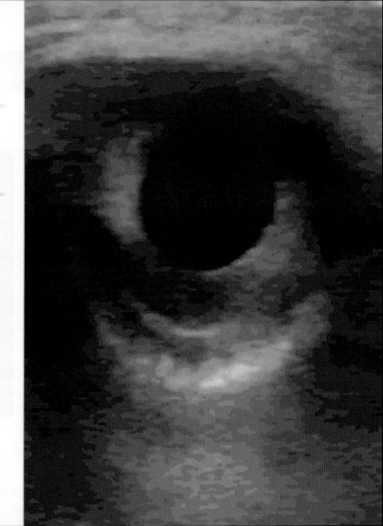

第七章

视神经检查

SCOTT DULCHAVSKY, MD, PHD

刘凤娟 译，曹虹 校

目 录

适应证

检查视神经盘。

测量视神经鞘直径（ONSD）。

正常值小于 5~5.7mm。

任何原因导致的颅内压升高,大于20mmHg都可能使 ONSD 超过 5.7mm。这些因素包括:

- 创伤性颅脑伤。
- 颅内出血。
- 脑水肿。
- 高血压危象。

图 7.1 视神经与视神经鞘

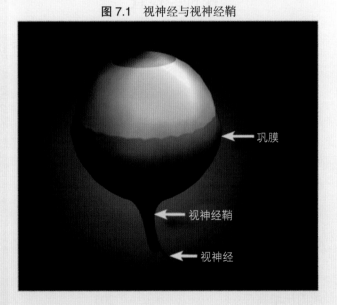

巩膜

视神经鞘

视神经

患者体位

仰卧位。

超声探头类型及位置

7~13MHz 线性探头。

探头直接放置在闭合的眼睑上。

矢状轴

• 探头标记点指向头侧。

水平轴

• 探头标记点指向患者的右侧。

深度选择 3~4cm。

遵低至合理可行（ALARA）原则,应用尽可能小的力度来放置探头。在眼部操作时,超声机械指数（Mechanical index, MI）应小于 0.23。

图 7.2　矢状面

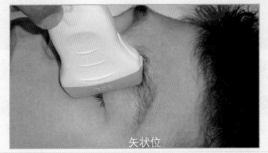

矢状位

图 7.3　横断面

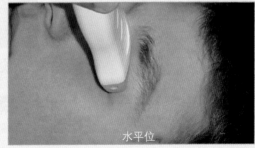

水平位

图 7.4　视神经检查

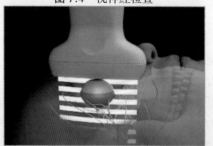

视频 7.1　眼部超声 / 矢状面

前房　眼角膜
虹膜
晶状体

视频 7.2　眼部超声 / 横断面

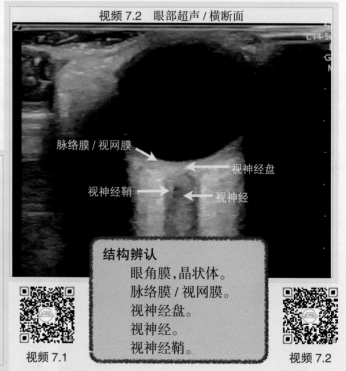

脉络膜 / 视网膜
视神经盘
视神经鞘　视神经

结构辨认
眼角膜,晶状体。
脉络膜 / 视网膜。
视神经盘。
视神经。
视神经鞘。

视频 7.1　　　　　　　　　　视频 7.2

视神经检查和视网膜血管

声像图表现

建议行双眼扫描。

调整深度,使整个眼球在屏幕内。

可看到菲薄的角膜,与眼睑平行。

正常的晶状体是无回声的。

正常眼球在超声下表现为圆形、低回声的结构。

可以看到视神经从眼球和视神经盘的后方发出。

利用彩色血流可以帮助分辨视网膜中央血管。

视频 7.4 视网膜中央动脉 / 静脉

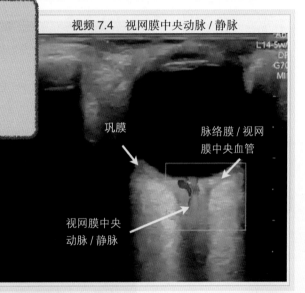

巩膜

脉络膜 / 视网膜中央血管

视网膜中央动脉 / 静脉

视频 7.3 视神经和视神经鞘(横断面)

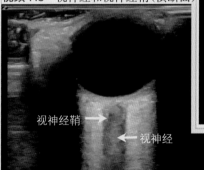

视神经鞘

视神经

视频 7.3

视频 7.4

203

图 7.5　ONDS 的测量

声像图表现(续)

ONDS 的测量

在视神经盘后 3mm 处测量 ONDS。

分别在横断面和矢状面各测量两次,取平均值。

ONDS 的正常值小于 5~5.7mm。

大于 5.7mm 时提示可能有颅内压的升高,建议进行头颅 CT 检查。

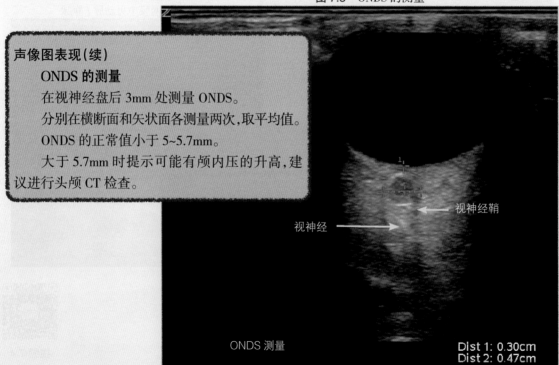

视神经鞘

视神经

ONDS 测量

Dist 1: 0.30cm
Dist 2: 0.47cm

声像图表现(续)

其他创伤性颅脑伤和颅内压升高的表现。

- 视神经盘肿胀 / 视乳头水肿。

视频 7.6　创伤性颅脑伤 / 颅内压升高

视频 7.5

视频 7.5　创伤性颅脑伤 / 颅内压升高

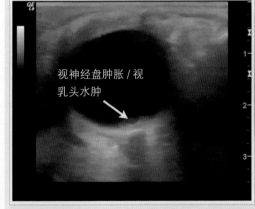

视神经盘肿胀 / 视乳头水肿

脉络膜 / 视网膜剥脱

声像图表现(续)

- 可见视网膜剥脱。
- 玻璃体出血时可见到有不透明的液体在玻璃体内。

视频 7.6

瞳 孔 检 查

声像图表现(续)

　　嘱患者闭眼,探头置于下眼睑,探头倾斜,指向头端(获得冠状面眼球和虹膜图像),在 M 超声下有助于观察瞳孔对光反射及精确测量瞳孔大小。

视频 7.7

视频 7.7　瞳孔检查

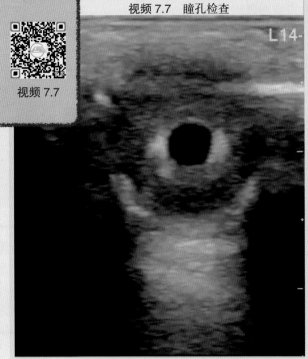

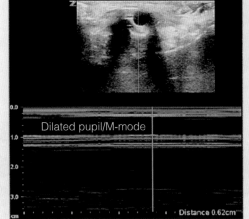

第八章

妇产科超声

ABIGAIL BRACKNEY MD, RDMS
JENNIFER MILOSAVLJEVIC MD
BRIAN M. CRAIG MD
KATHLEEN M. O'CONNELL

刘凤娟 译，夏燕飞 校

目 录

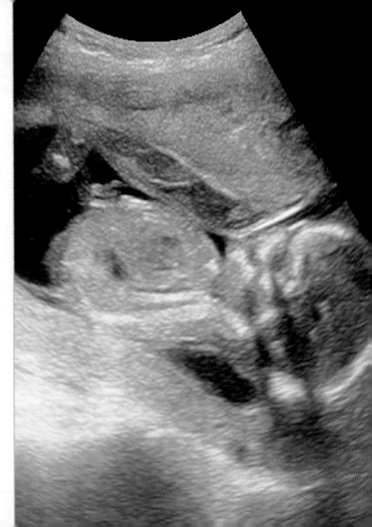

非妊娠子宫

患者体位

> 仰卧位。
> 尽可能使膀胱充盈。

探头类型与位置

> 2~5MHz 凸阵探头。
> 探头置于腹中线耻骨联合上，向尾端轻微成角。
> 屏幕标记点设定在左侧。
> 深度调整至 15~20cm。

图 8.1 非妊娠子宫

纵向 / 矢状面

- 标记点指向头侧。
- 左右移动探头来寻找子宫和卵巢。

横断面

- 标记点朝向患者右侧。
- 上下移动探头来辨认子宫底及宫颈。

器官结构

- 膀胱，子宫，宫颈，阴道，双侧卵巢。

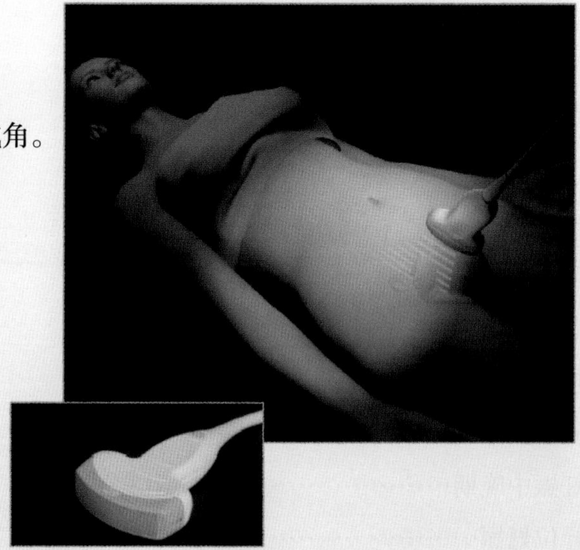

非妊娠子宫

声像图表现

膀胱

位于子宫前方的低回声组织。

子宫

大多处于前倾前屈位,紧挨着膀胱后方的灰色组织。

辨别子宫的长轴。

正常测量值应小于 10cm × 6cm。

观察子宫内膜及宫颈。

卵巢

左右移动探头可以观察双侧卵巢。

回声略低的杏仁状结构。

可看到卵泡。

正常值为 2cm × 2cm × 3cm。

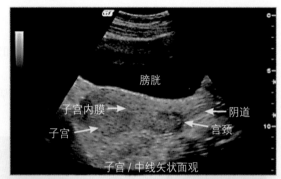

子宫 / 中线矢状面观

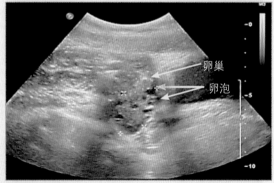

宫内妊娠 / 早期妊娠

结构辨认

孕囊、卵黄囊、胎儿、胎极、胎盘及其位置和胎心。

孕囊

子宫内的低回声暗区（靠近宫底），周围有厚的囊壁包围，可在孕期 5 周时探测到。

图 8.2　宫内妊娠

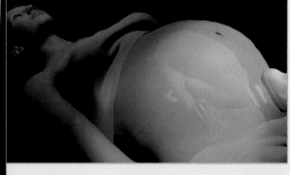

膀胱

孕囊

子宫

子宫 / 矢状面观

210

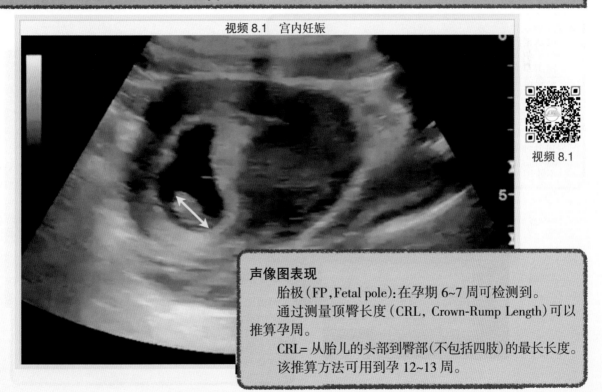

视频 8.1　宫内妊娠

视频 8.1

声像图表现

　　胎极（FP, Fetal pole）：在孕期 6~7 周可检测到。

　　通过测量顶臀长度（CRL, Crown-Rump Length）可以推算孕周。

　　CRL= 从胎儿的头部到臀部（不包括四肢）的最长长度。

　　该推算方法可用到孕 12~13 周。

宫内妊娠 / 胎心

声像图表现

确认宫内活胎 / 胎心

在孕期 6 周时可检测到。

使用 M 模式超声。

不要使用脉冲多普勒，可能会对胎儿产生不良影响。

移动探头确定胎心的位置，把光标放置在心脏跳动处。

可反复测量两个波峰之间的距离（用来测量心率）。在 CRL 大于 5~10cm 时可看到胎心。

孕 5~6 周时的正常心率大约为每分钟 100 次，孕 8~9 周时为每分钟 140 次。

图示胎儿心率为每分钟 153 次。

不使用 M 模式也可在胎儿胸部观察到胎心。

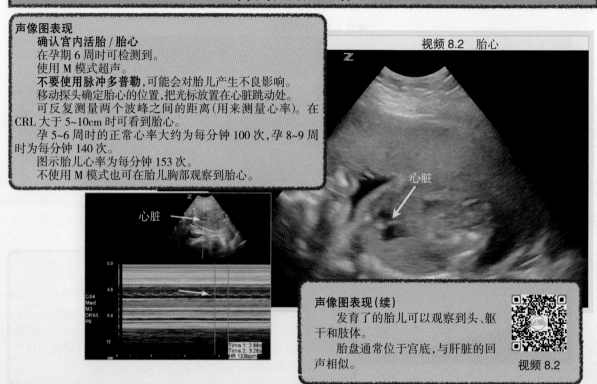

视频 8.2　胎心

心脏

心脏

Time 1: 2.88s
Time 2: 3.28s
HR 153bpm

声像图表现（续）

发育了的胎儿可以观察到头、躯干和肢体。

胎盘通常位于宫底，与肝脏的回声相似。

视频 8.2

212

宫内妊娠 / 妊娠中晚期

适应证

确定胎龄和体重。

确定胎儿数量。

观察胎儿的各部位。

观察胎盘位置。

阴道有无流血。

测量宫颈长度。

创伤导致的胎盘剥脱。

检查羊水量。

妊娠早期时可通过 M 模式测得胎心率。

确定胎儿的哪个部位处于母体宫颈口的耻骨处。

判断有无羊水过少或过多。

孕妇仰卧位时，以腹中线和脐水平为纵横坐标，将母体腹部分为四个象限，测量各象限羊水池最大垂直深度（不包括脐带、胎儿肢体），四个测量值相加，正常值为 7~20cm。

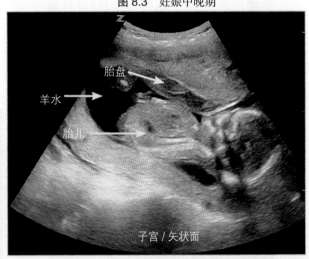

图 8.3　妊娠中晚期

胎盘

羊水

胎儿

子宫 / 矢状面

超声仪器内建的 OBGYN 模块,可以估算出胎龄及体重。

胎龄估算,在孕中期(4~6 个月)可精确到两周以内,在孕晚期(7~9 个月)可精确到 3 周以内。

双顶径

从一侧颅顶外缘到对侧内缘,垂直大脑镰测量。

在丘脑与第三脑室水平测量。

头围。

围绕颅顶外缘,与双顶径在同一水平测量。

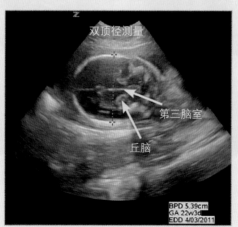

双顶径测量
第三脑室
丘脑

BPD 5.39cm
GA 22w3d
EDD 4/03/2011

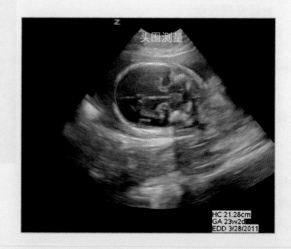

头围测量

HC 21.28cm
GA 23w2d
EDD 3/28/2011

腹围

在胎儿胃的水平测量腹部一周,此处脐静脉分为左右两支。

围绕皮肤边缘测量。

股骨长度

测量已骨化的部分,不包括软骨。

测量时使超声正对骨骼,避免测量数值偏小。

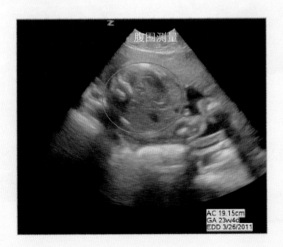

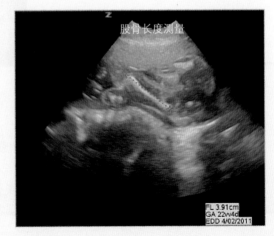

异位妊娠

图 8.4　异位妊娠

结构辨认

　　附件包块、异位妊娠囊、伪孕囊、子宫直肠陷凹或肝肾间隙的游离液体。

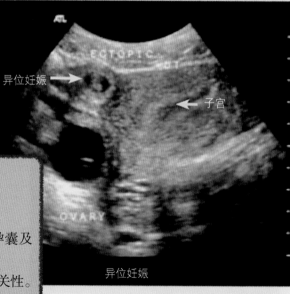

异位妊娠

子宫

异位妊娠

声像图表现

　　在空的子宫旁发现附件包块。

　　异位的孕囊。

　　在输卵管或附件处有厚壁包裹的异位孕囊及胎儿。

　　盆腔积液的出现与异位妊娠有很大的相关性。

肝肾间隙游离液体

患者体位

仰卧位。

头低位可以给右上腹部的检查提供一个更好的视窗。

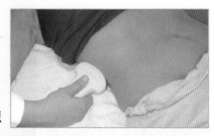

探头位置

探头置于腋中线 第 7~11 肋间,标记点指向头侧。

逆时针旋转探头有助于消除肋骨影。

向尾端滑动探头可以看到肝边缘和肾脏,肝肾间隙容易积聚游离液体。

向头端滑动探头可以看到右侧膈肌与胸膜腔。

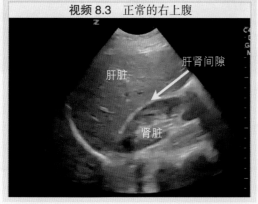

视频 8.3 正常的右上腹

肝脏　肝肾间隙

肾脏

视频 8.3

视频 8.4

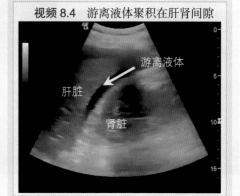

视频 8.4 游离液体聚积在肝肾间隙

游离液体

肝脏

肾脏

直肠子宫陷凹游离液体

患者体位

　　仰卧位。

探头位置

　　探头置于耻骨联合上，指向尾端，标记点指向头侧（矢状位）。

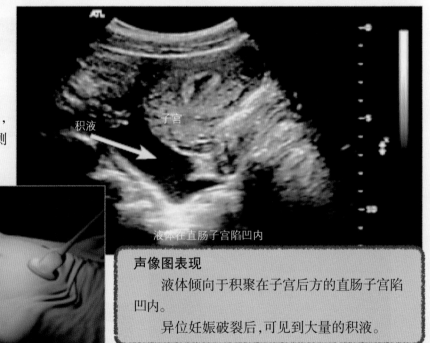

积液　　子宫

液体在直肠子宫陷凹内

声像图表现

　　液体倾向于积聚在子宫后方的直肠子宫陷凹内。

　　异位妊娠破裂后，可见到大量的积液。

前 置 胎 盘

图 8.5　前置胎盘

声像图表现
　　超声检查选择在没有宫缩时进行。
　　建议从矢状位开始检查,诊断胎盘是否已延伸到子宫下段。
　　观察胎盘是否已覆盖子宫内口。如果没有,可以通过测量胎盘与子宫内口的距离来评估胎盘前置的程度。

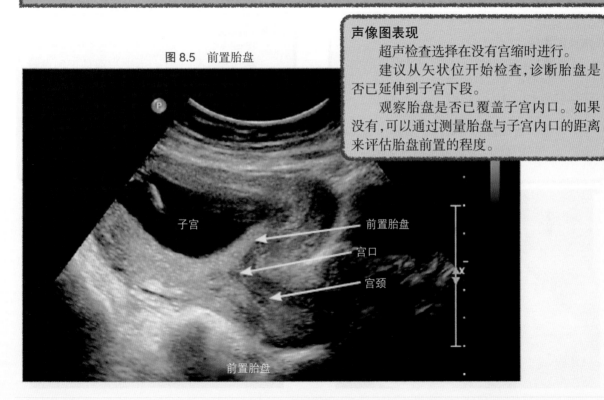

子宫

前置胎盘

宫口

宫颈

前置胎盘

胎 盘 剥 脱	卵巢囊肿破裂

声像图表现

  胎盘内出血,会导致胎盘从子宫壁剥脱。

  经腹部超声很难辨别。

  较易辨别陈旧性出血。

  建议从矢状位开始观察。

  根据剥离的位置及程度来分级,一般分为轻微、部分、全部,分级可帮助评估预后。

声像图表现

  找到子宫。

  移动探头到子宫旁边来辨别是否卵巢囊肿破裂。

  子宫后方较大的**血肿**可以是卵巢囊肿破裂的表现。

  不是所有卵巢囊肿破裂都会有血肿形成。卵巢也可能保持正常形态,只是在直肠子宫陷凹内有液体聚积。

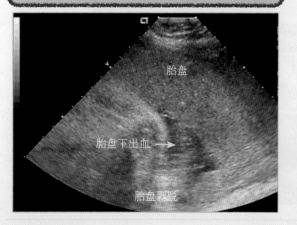

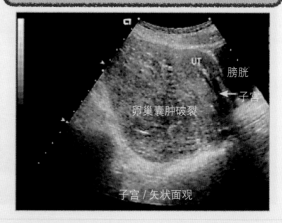

第九章

骨骼肌与深静脉血栓

DAVID AMPONSAH, MD

J. ANTONIO BOUFFARD, MD

刘瑞 译，蒋京京 校

目 录

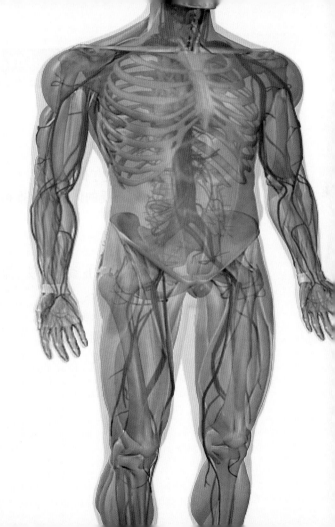

软 组 织

患者体位

　　大多数重症患者都处于仰卧位。

　　调整患者到可以忍受的体位来检查相应部位。

探头类型和位置

　　浅表组织选用 7~13MHz 线阵探头, 深部结构选用 2~5MHz 凸阵探头。

　　探头标记点朝向患者头侧或右侧。

　　屏幕标识在屏幕的左侧。

　　依据检查部位调整深度。

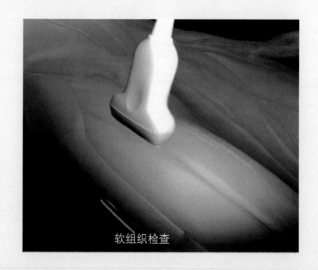

软组织检查

正常软组织结构

超声检查应该包含周围未受影响的区域。

与健侧肢体做对比。

视频 9.1

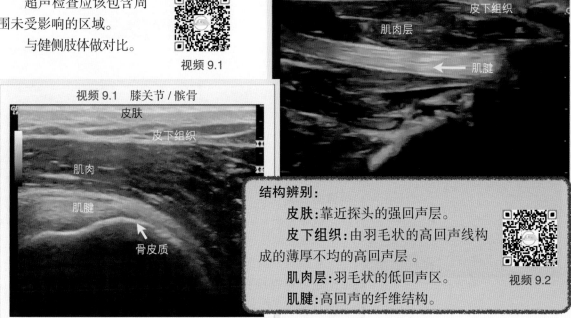

视频 9.2　鱼际肌 & 肌腱

皮肤

皮下组织

肌肉层

肌腱

视频 9.1　膝关节 / 髌骨

皮肤

皮下组织

肌肉

肌腱

骨皮质

结构辨别：

　　皮肤： 靠近探头的强回声层。

　　皮下组织： 由羽毛状的高回声线构成的薄厚不均的高回声层。

　　肌肉层： 羽毛状的低回声区。

　　肌腱： 高回声的纤维结构。

视频 9.2

蜂窝织炎

视频 9.3

视频 9.4

视频 9.4　蜂窝织炎

脓肿

蜂窝织炎

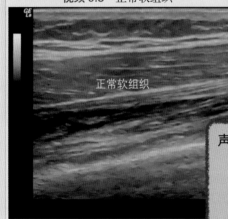

视频 9.3　正常软组织

正常软组织

声像图表现

　　破坏了正常的皮下组织后形成了鹅卵石样结构。

　　受累软组织回声强度增加，软组织弥漫性增厚。

　　水肿线表示扩张的淋巴管。

　　超声检查没有特异性。皮肤水肿或慢性淋巴肿大都有可能存在相似的表现。

脓　　肿

声像图表现

　　蜂窝织炎的周围有不连续的液体汇集。

　　低回声或无回声积液在组织内形成了分隔区或者小腔室。

　　探头加压的冲击波可造成积液的涡流。

视频 9.6　脓肿（彩色血流模式）

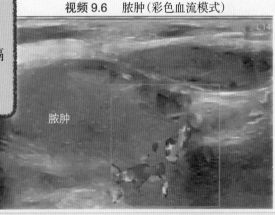

脓肿

视频 9.5　不均匀蜂窝织炎和脓肿

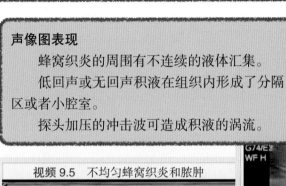

脓肿

蜂窝织炎

声像图表现

　　使用彩色血流模式显示组织周围血流情况。

　　应用彩色血流模式或脉冲多普勒分辨血管结构。

视频 9.5

视频 9.6

骨　骼

患者体位

仰卧位。

将探头放于疼痛部位。

探头类型与位置

7~13MHz 线阵探头。

探头标记点朝向患者头侧或右侧。

屏幕标记点设置在屏幕的左侧。

依据要检查部位结构以及患者体格,深度设定在 5~10cm。

图 9.1　骨皮质

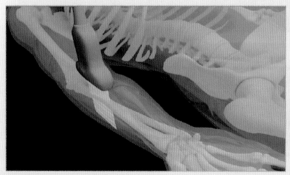
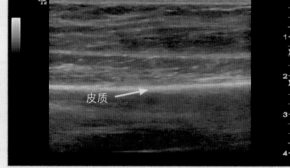

皮质

声像图表现

> 分别在短轴和长轴扫描骨皮质。
> 辨别骨皮质。
> 观察骨折点周围的低回声血肿。
> 如果可以,与健侧肢体对比。

图 9.2　长骨骨折

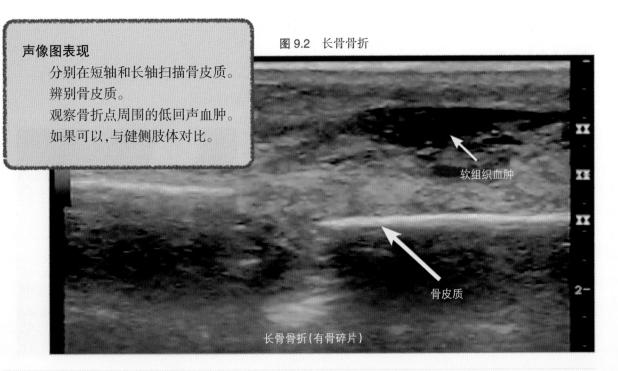

软组织血肿

骨皮质

长骨骨折(有骨碎片)

膝 关 节

患者体位

仰卧位。膝关节伸展,腘窝处放一小枕,使其轻微屈曲。

探头类型与位置

7~13MHz 线阵探头。

探头置于膝关节上,与股四头肌肌腱平行。探头标记点朝向头侧。

图 9.3　膝关节检查

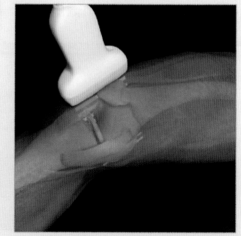

屏幕标记点设置在屏幕左侧。

依据患者体格调节深度,通常为 5~10cm。

上下移动探头,尽可能的在同一视野内看到髌骨和股骨,并观察髌上囊。

膝 关 节

适应证

关节疼痛、肿胀（创伤、关节病、肌腱断裂等）创伤。

怀疑关节积液或化脓性感染。

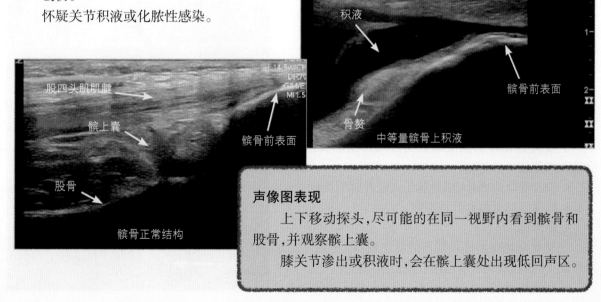

股四头肌肌腱

积液

髌骨前表面

骨赘

中等量髌骨上积液

股四头肌肌腱

髌上囊

股骨

髌骨前表面

髌骨正常结构

声像图表现

上下移动探头，尽可能的在同一视野内看到髌骨和股骨，并观察髌上囊。

膝关节渗出或积液时，会在髌上囊处出现低回声区。

深静脉血栓

患者体位

股静脉

- 仰卧位,髋关节轻微屈曲外旋。

腘静脉

- 仰卧位,曲膝外旋。

探头类型与位置

7~13MHz 线阵探头。

探头标记点朝向患者右侧。屏幕标记点设定在屏幕左侧。依据患者体格,调节深度在 5~10cm 内。

三个部位行压迫检查

主要检查和评估湍流最大的区域以及形成血栓风险最大的部位。

- 股总静脉钩区(大隐静脉汇入股静脉的部位)。
- 股深静脉近端和股浅静脉。
- 腘静脉。

未见血凝块也不能排除深静脉血栓(假阴性时血凝块可能无回声,取决于增益调节或自动增益)。

腘窝囊肿应当和血管相鉴别(使用彩色多普勒检查)。

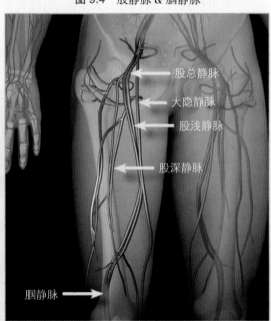

图 9.4 股静脉 & 腘静脉

股总静脉

大隐静脉

股浅静脉

股深静脉

腘静脉

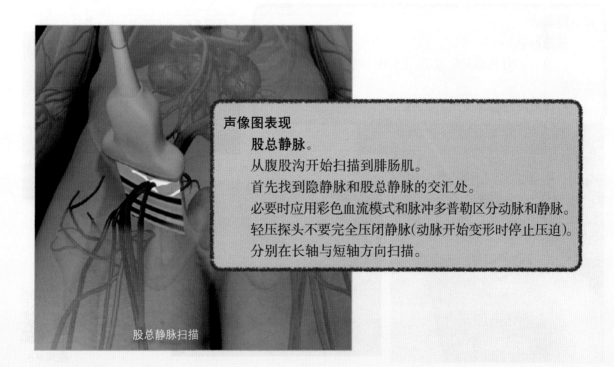

股总静脉扫描

声像图表现

股总静脉。

从腹股沟开始扫描到腓肠肌。

首先找到隐静脉和股总静脉的交汇处。

必要时应用彩色血流模式和脉冲多普勒区分动脉和静脉。

轻压探头不要完全压闭静脉(动脉开始变形时停止压迫)。

分别在长轴与短轴方向扫描。

深静脉血栓

声像图表现

股总静脉

压迫静脉时观察灰阶变化,是诊断深静脉血栓最有效的方法。

• 压迫静脉直到压闭。

股浅静脉扫描

视频 9.8　无深静脉血栓 / 静脉可压闭

静脉

视频 9.7　深静脉血栓 / 静脉不可压闭

深静脉血栓

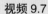

视频 9.7

视频 9.8

深静脉血栓

声像图表现(续)
股总静脉

- 压迫小腿肌肉(促进回流),可以在超声图像上观察到近端静脉更加充盈。
- 可以用脉冲多普勒或彩色多普勒更好的观察静脉充盈。

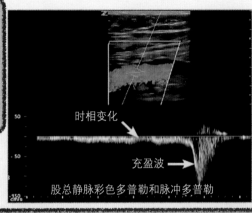

时相变化

充盈波

股总静脉彩色多普勒和脉冲多普勒

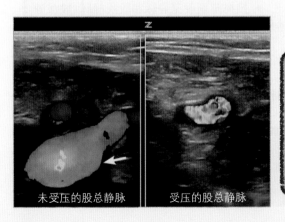

未受压的股总静脉　　受压的股总静脉

声像图表现(续)
股总静脉

- 注意观察随着呼吸的静脉血流时相变化(吸气时收缩,呼气时扩张)。应用脉冲多普勒可以更好的观察这一时相变化。
- 超声观察到静脉充盈,能够说明从远端的压迫部位至探头位置的静脉是通畅的。

深静脉血栓

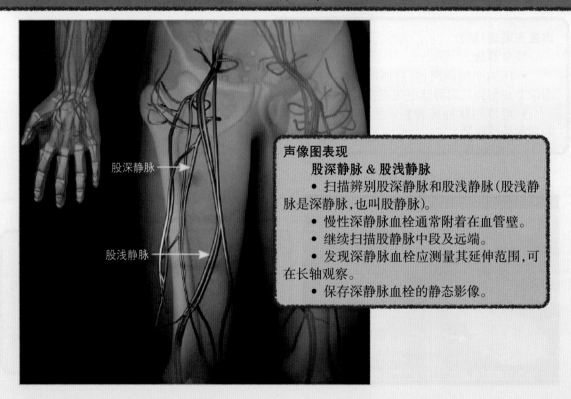

股深静脉 →

股浅静脉 →

声像图表现

股深静脉 & 股浅静脉

• 扫描辨别股深静脉和股浅静脉（股浅静脉是深静脉，也叫股静脉）。

• 慢性深静脉血栓通常附着在血管壁。

• 继续扫描股静脉中段及远端。

• 发现深静脉血栓应测量其延伸范围，可在长轴观察。

• 保存深静脉血栓的静态影像。

深静脉血栓

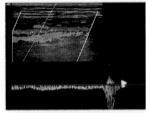

彩色脉冲多普勒／腘静脉长轴可观察到随呼吸的时相变化,以及促进回流的充盈试验阳性

视频 9.9

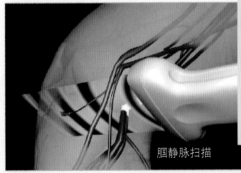

腘静脉扫描

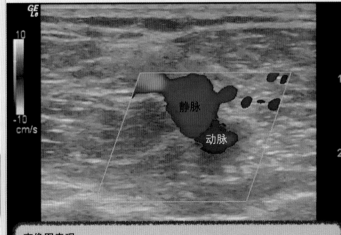

视频 9.9　压迫腘静脉

静脉

动脉

声像图表现

　　腘静脉

- 在腘窝处横向放置探头,可观察到与腘动脉相比,腘静脉的位置更为表浅。
- 在彩色脉冲多普勒模式下,通过压迫腓肠肌促进回流,观察腘静脉充盈。
- 腘窝囊肿应当和血管相鉴别(使用彩色多普勒检查)。
- 注意随呼吸的时相变化和充盈试验是否阳性。

图 9.5 检查记录单

检查记录单

患者姓名: _____
性别: _____
日期: _____
病史: _____

股总静脉及近端大隐静脉

可压闭 □是 □否
彩色血流 □是 □否
扩张 □是 □否

近端股深静脉及股浅静脉

可压闭 □是 □否
彩色血流 □是 □否
扩张 □是 □否

中段股静脉

可压闭 □是 □否
彩色血流 □是 □否
扩张 □是 □否

腘静脉

可压闭 □是 □否
彩色血流 □是 □否
扩张 □是 □否

印象及评估:

第十章

超声引导穿刺

KEITH KILLU MD
VICTOR COBA MD

李雯 译,何星颖 校

目 录

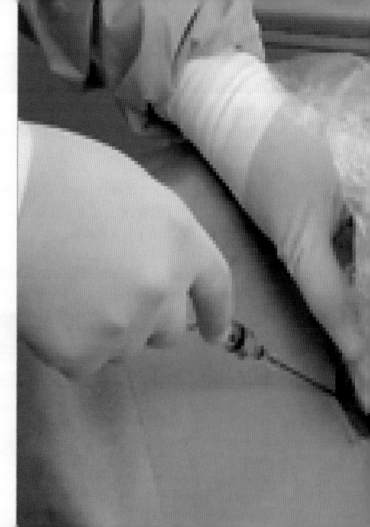

设 备

探头类型

根据组织的深度和位置来选择探头,深部组织选择低频探头。

高频探头可提供更好的纵向分辨率。

操作 / 患者体位及预扫描

使患者处于最佳的标准体位(例如:颈内静脉的穿刺,使患者处于头低脚高位)。

如果超声仅用于定位,则要使患者在预扫描和操作时保持同样的体位。

超声仪放在便于操作者观察位置。

消毒之前行预扫描。

穿刺点尽可能选择目标组织明显、表浅的位置。

调整深度及增益。

图 10.1 患者体位

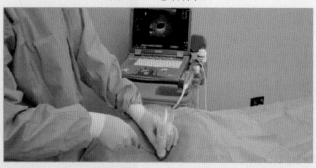

无 菌 物 品

无菌物品通常包括：

- 无菌护套及耦合剂。
- 橡皮筋。
- 不同角度和深度的穿刺导引器。

将耦合剂置于无菌护套内。

将无菌护套套在探头上,并沿着探头电缆将护套展开。

用橡皮筋分别固定探头的头侧及手柄。

在无菌护套外,沿探头涂抹耦合剂。

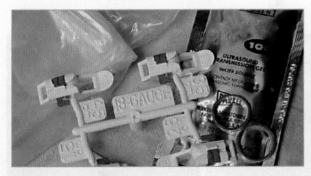 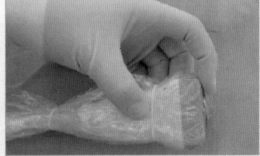

必要时使用穿刺导引器。

穿刺导引器可固定在探头上。

穿刺针通过导向器穿刺。

优点：

- 穿刺针的角度、深度及路径是可预知的。
- 对手眼协调性要求不是很高。

缺点：

- 进针角度是固定的。
- 较难达到深部组织。

屏幕标记点设置在屏幕左侧。

探头标记点指向患者右侧。

通过触摸探头，确定探头标记点与屏幕标记点对应。

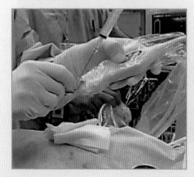

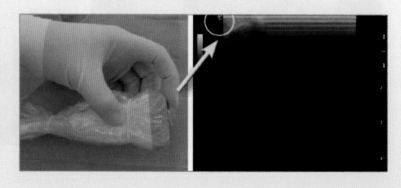

一般操作步骤

确定目标部位,充分局麻。

距离探头 1~2cm 处穿刺。

先进行试穿,根据伪影找到穿刺针的位置。

通常穿刺针与皮肤成 45°~60°,为了避免碰到其他组织可以尝试改变进针角度。

穿刺方法

缓慢移动穿刺针,密切观察针的方向。

确定针头位置(在屏幕上表现为一高回声亮点)。

针尖斜面朝向探头,可以反射更多的声波,能更清楚地看到针头。

视频 10.1

图 10.2　伪影

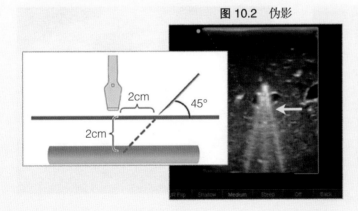

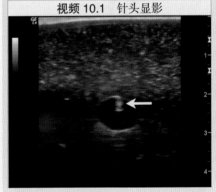

患者体位

大多数 ICU 患者处于仰卧位。

上臂外展，前臂屈曲。

可视情况抬高床头。

探头类型及设置

2.5~5MHz 相控阵探头。

探头标记点指向头端。

深度大约 15cm。

图 10.3　针的位置

探头位置及视图

L4 位置，将探头放在靠近左上腹或右上腹的腋中线或腋后线，找到膈肌。

从前胸壁至腋后线扫描整个区域。

至少扫描三个肋间隙

如果患者可以坐位，背对操作者，然后从肩胛骨向下扫描至肋骨，从脊椎旁扫描至腋后线（L5 区域）。

找到积液最多的部位。

图 10.4　探头位置

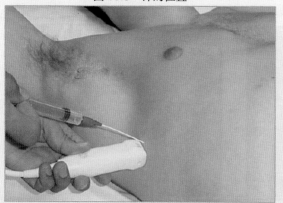

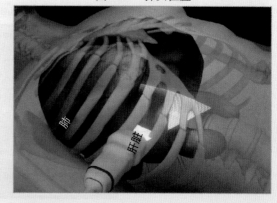

胸腔穿刺术

探头位置及视图(续)

　　找到膈肌、肝脏、脾脏。

操作

　　观察积液的深度。

　　连续 3 个肋间隙、胸膜间积液深度超过 15mm，便可进行胸腔穿刺。

　　腋中线或腋后线通常为最佳的穿刺点选择部位。

　　充分局麻，严格无菌操作。

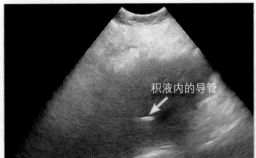

积液内的导管

视频 10.2

操作(续)

　　在探头旁进针，超声实时引导下进行穿刺。

　　超声实时引导并非必需。

　　非实时引导穿刺时，预扫描后患者保持相同的体位直到穿刺成功。

　　按照标准操作技术进行穿刺。

　　在胸腔积液中可看到导管头(如果置管)。

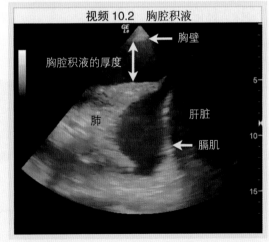

视频 10.2　胸腔积液

胸壁

胸腔积液的厚度

肺　　　肝脏

膈肌

腹腔穿刺术

患者体位

患者仰卧,如果选择左下腹穿刺则左侧卧位。必要时,抬高床头。

探头类型及位置

2~5MHz 凸阵探头。

探头标记点朝向患者右侧。

操作

预扫描下腹部,找到积液量最多的位置。

左下腹未必是最佳穿刺点,但通常是不错的选择。避免上腹部及腹直肌穿刺。

与皮肤成 60°~90° 进针,紧贴探头穿刺,成功率约为 95%。

图 10.5　腹腔穿刺

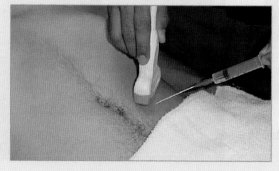
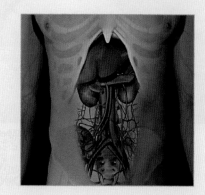

腹腔穿刺术

操作(续)

避免损伤浮动的肠管和膀胱。

通常选择积液深度至少在 3~4cm(腹壁到浮动的肠管的距离)的部位穿刺。

分别在长轴和短轴位扫描积液。

腹腔积液可表现出不同强度的回声,膀胱内液体通常没有回声。

选择积液最多的部位进行穿刺。

避免在粘连部位穿刺。

其余按照标准操作技术进行穿刺,超声引导下,注意无菌。

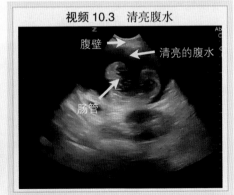

视频 10.3　清亮腹水

腹壁
清亮的腹水
肠管

视频 10.3

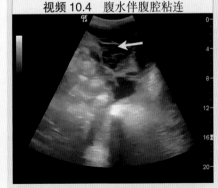

视频 10.4　腹水伴腹腔粘连

视频 10.4

耻骨上膀胱穿刺术

患者体位

仰卧位。

如果可以，床头抬高 30°。

探头类型及位置

2~5MHz 凸阵探头。

探头置于 A4 部位 / 耻骨联合上，朝向盆骨。

长轴

探头标记点朝向头侧。

短轴

探头标记点朝向患者的右侧。

图 10.6　短轴

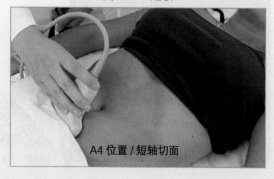

A4 位置 / 短轴切面

图 10.7　长轴

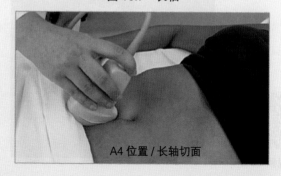

A4 位置 / 长轴切面

耻骨上膀胱穿刺术

图像及操作

膀胱内液体通常没有回声。

膀胱与其他组织区别：

- 扩张的肠管，通常有蠕动。
- 与较大的卵巢囊肿相鉴别。
- 应用彩色血流，可以看到输尿管喷尿，从而与其他组织鉴别。

横向直径大于 3.5cm 可以提高穿刺成功率。

在探头旁进针，超声实时引导下进行穿刺。

超声实时引导并非必需。

非实时引导穿刺时，预扫描后患者保持相同的体位直到穿刺成功。

按照标准操作技术进行穿刺。

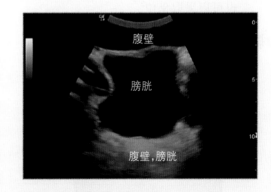

患者体位

患者侧卧位，两手抱膝紧贴腹部。
也可以采取坐位。

探头类型及位置

2~5MHz 凸阵探头或线阵探头。
探头放在 L2-L5 棘突处。

深度大约 8cm。

长轴

• 探头标记点朝向头侧。

短轴

• 探头标记点朝向患者的右侧。

图 10.8　长轴

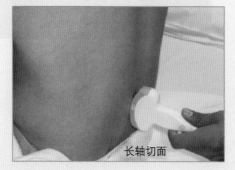

长轴切面

图 10.9　短轴

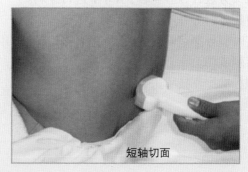

短轴切面

视图及操作

确定棘突间隙。

从横向视图开始,确定中线后,再获取纵向视图。

棘突在超声上为一个边缘强回声的圆形结构。

探头在棘突之间从上往下移动,明确棘突间隙以及最佳进针路径。

黄韧带为线状强回声,其深部为硬脊膜。

实时超声引导并非必需或首选。穿刺前给予充分局麻。

按照标准无菌技术进行穿刺。

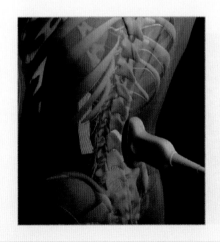

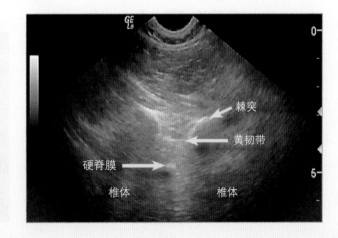

患者的体位

患者取仰卧位。

探头类型及位置

凸阵或线阵探头。

A1 位 / 剑突下视窗为首选。

左胸骨旁长轴可以更好的发现心脏后方积液。

深度大约 15cm。

视图及操作

通常选择剑突下视窗进行操作。

• 探头位于剑突下并朝向左侧肋缘。

选择一个距皮肤最近且积液最多的点。

记录积液的深度。

图 10.10　探头位置

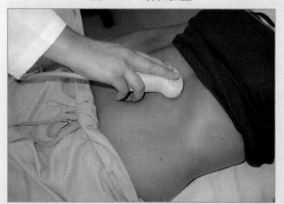

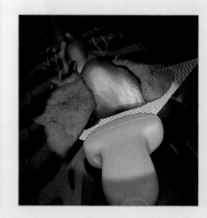

心包穿刺术

视图及操作

确保穿刺针显影清楚,避免损伤肺脏、肝脏。

密切观察,避免损伤乳内动脉(距离左侧胸骨线 3~5mm)以及肋骨下缘的神经血管束。

在进针之前先用 B 超预扫描。

记录超声束的轨道,它代表了针的位置。

给予局部麻醉,通常选用 18 号穿刺针。

按照标准指南进行操作,在超声引导下确认穿刺针在心包积液中。

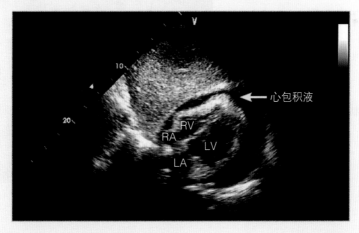

图 10.11 气管

患者体位

仰卧位。

探头类型及位置

7~13MHz 线阵探头。

短轴

- 标记点朝向患者右侧。

长轴

- 标记头朝向头侧。

需要辨认的组织

甲状软骨及环状软骨。

甲状腺(峡部)。

气管软骨环。

血管。

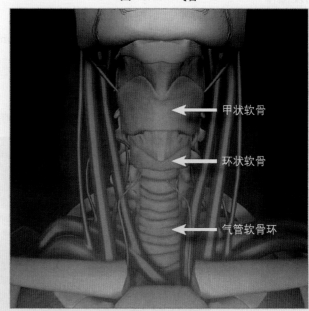

甲状软骨

环状软骨

气管软骨环

操作及视图

气管切开术

按照标准指南进行操作。

操作前用超声扫描：

- 鉴别气管、气管旁组织及血管。
- 明确气管的深度。
- 选择最佳切口部位。

在操作过程中可以应用超声进行指导。

气管插管术

插管后可以应用超声来确定气管导管在气管内。

视频 10.5

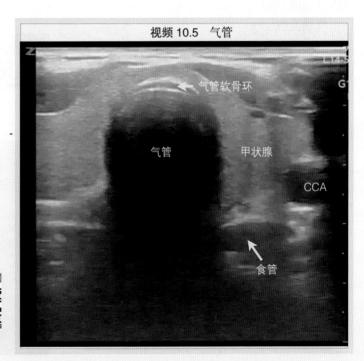

视频 10.5　气管

气管软骨环

气管　　甲状腺

CCA

食管

操作及视图(续)

气囊充气

- 调整探头向尾端成角,可找到气囊。
- 出现强回声。
- 可以看到伪影。
- 气囊打气和放气可观察到声影移动。

视频 10.6

视频 10.7

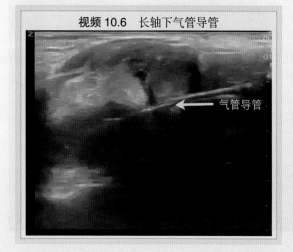

视频 10.6 长轴下气管导管

气管导管

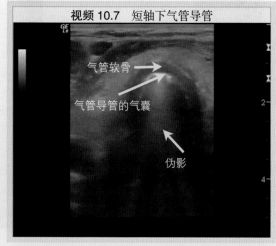

视频 10.7 短轴下气管导管

气管软骨

气管导管的气囊

伪影

第十一章

临 床 路 径

LUCA NERI, MD   ENRICO STORTI, MD
GABRIELE VIA, MD
THANKS TO DANIEL LICHTENSTEIN
FOR HIS GUIDANCE AND INSPIRATION

刘凤娟 译,徐鹏 校

目 录

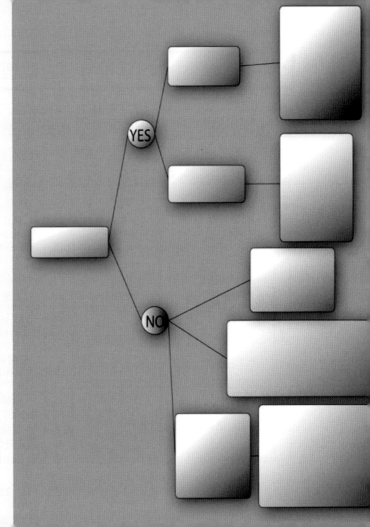

国际重症超声联盟生命支持超声路径

图 11.1 国际重症超声联盟生命支持超声路径

ABCDE:超声系统评估				
A	B	C	D	E
气道 Airway	呼吸 Breathing	循环 Circulation	其它障碍 Disa Gility	全身排查 Exclude
颈部超声 皮下气肿，血肿	**肺部超声** 肺不张， 肺水肿， 肺炎，肺挫伤	**循环超声** 心功能， 心包积液， 肺栓塞， 相关操作	**眼部超声** ONSD， 瞳孔反射，血肿， 视网膜剥脱	**头部及其他** 眼部，头颅，颈部， 骨盆，四肢， 相关操作与监测
气道通畅 气管导管位置及 放置	**胸部超声** 肺气肿，气胸， 胸腔积液， 相关操作	**血管超声** 下腔静脉， 腹主动脉瘤， 深静脉血栓， 血管穿刺 **骨骼肌超声** 血肿，骨折	**头颅超声** 经颅多普勒超声， 中线移位， 骨折	**胸部超声** 高级超声， 肺部，纵隔， 相关操作与监测
肺部超声 皮下气肿， 肺动态超声	**血管超声** 心功能， 深静脉血栓， **膈肌超声** 麻痹，受损	**腹部超声** FAST，血肿 **妇科超声** 异位妊娠，血肿	**膈肌** 麻痹或不全性麻 痹（颈部损伤）	**腹部超声** 内脏， 腹膜后， 相关操作

A 气道超声

图 11.2　A　气道超声

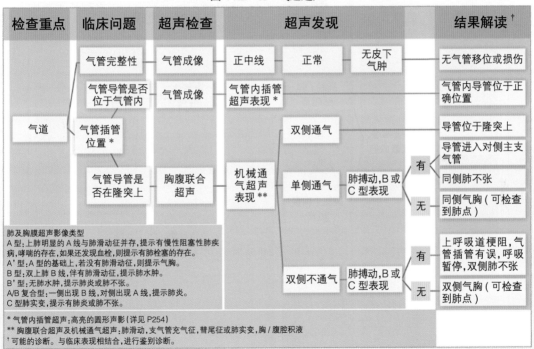

肺及胸膜超声影像类型

A 型:上肺明显的 A 线与肺滑动征并存,提示有慢性阻塞性肺疾病,哮喘的存在,如果还发现血栓,则提示有肺栓塞的存在。

A′型:A 型的基础上,若没有肺滑动征,则提示气胸。

B 型:双上肺 B 线,伴有肺滑动征,提示肺水肿。

B′型:无肺水肿,提示肺炎或肺不张。

A/B 复合型:一侧出现 B 线,对侧出现 A 线,提示肺炎。

C 型肺实变,提示有肺炎或肺不张。

* 气管内插管超声:高亮的圆形声影(详见 P254)

** 胸腹联合超声及机械通气超声:肺滑动,支气管充气征,彗尾征或肺实变,胸 / 腹腔积液

† 可能的诊断。与临床表现相结合,进行鉴别诊断。

B 呼吸相关超声

图 11.3 B 呼吸相关超声

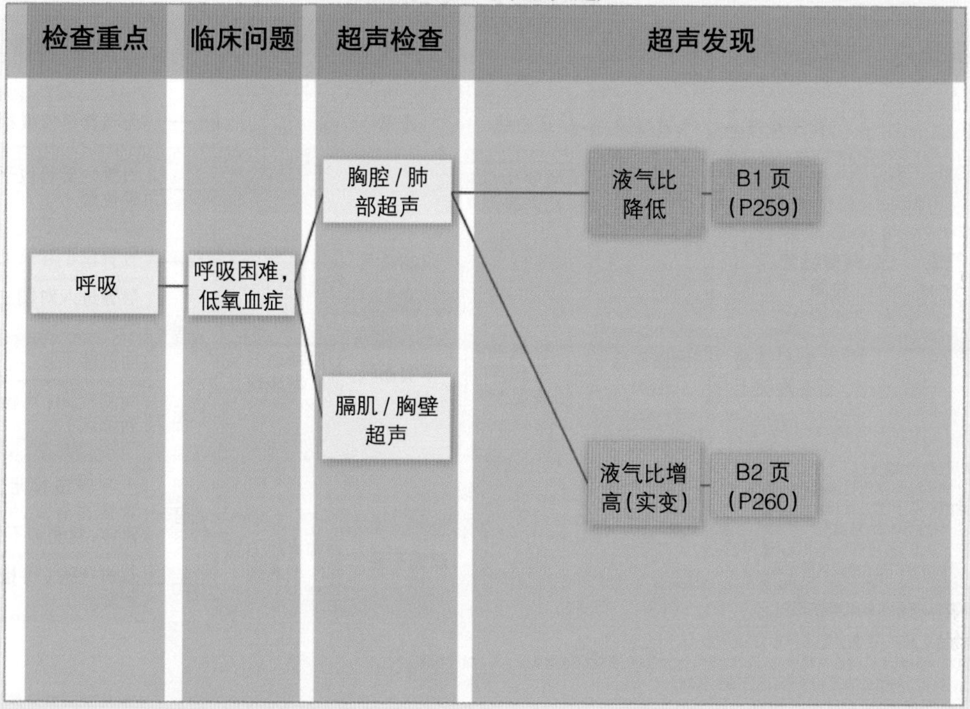

检查重点	临床问题	超声检查	超声发现

呼吸

呼吸困难，低氧血症

胸腔 / 肺部超声

膈肌 / 胸壁超声

液气比降低 → B1 页（P259）

液气比增高（实变）→ B2 页（P260）

图 11.4　B1　呼吸相关超声

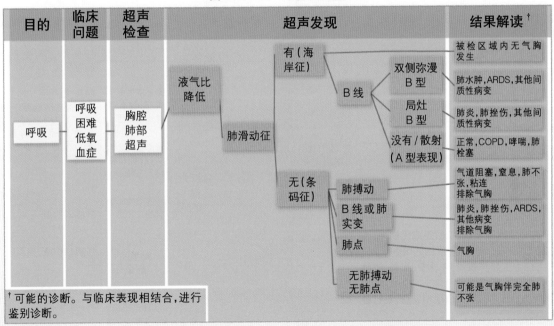

目的	临床问题	超声检查	超声发现					结果解读 [†]
呼吸	呼吸困难低氧血症	胸腔肺部超声	液气比降低					
			肺滑动征	有(海岸征)				被检区域内无气胸发生
					B 线	双侧弥漫B 型		肺水肿,ARDS,其他间质性病变
						局灶B 型		肺炎,肺挫伤,其他间质性病变
					没有 / 散射(A 型表现)			正常,COPD,哮喘,肺栓塞
				无(条码征)	肺搏动			气道阻塞,窒息,肺不张,粘连排除气胸
					B 线或肺实变			肺炎,肺挫伤,ARDS,其他病变排除气胸
					肺点			气胸
					无肺搏动无肺点			可能是气胸伴完全肺不张

[†] 可能的诊断。与临床表现相结合,进行鉴别诊断。

B2　呼吸相关超声

图 11.5　B2　呼吸相关超声

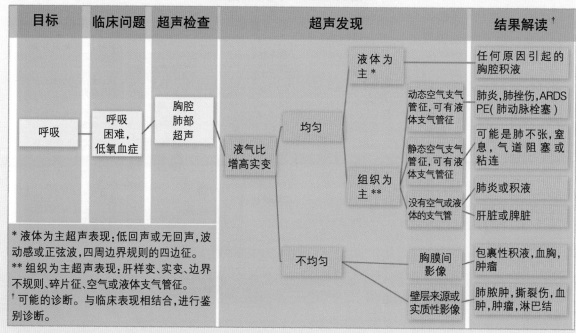

目标	临床问题	超声检查	超声发现			结果解读 †
呼吸	呼吸困难，低氧血症	胸腔肺部超声	液气比增高实变	均匀	液体为主 *	任何原因引起的胸腔积液
					动态空气支气管征，可有液体支气管征	肺炎,肺挫伤,ARDS PE(肺动脉栓塞)
					静态空气支气管征，可有液体支气管征	可能是肺不张,窒息,气道阻塞或粘连
				组织为主 **	没有空气或液体的支气管	肺炎或积液
						肝脏或脾脏
				不均匀	胸膜间影像	包裹性积液,血胸,肿瘤
					壁层来源或实质性影像	肺脓肿,撕裂伤,血肿,肿瘤,淋巴结

* 液体为主超声表现：低回声或无回声,波动感或正弦波,四周边界规则的四边征。

** 组织为主超声表现：肝样变、实变、边界不规则、碎片征、空气或液体支气管征。

† 可能的诊断。与临床表现相结合,进行鉴别诊断。

260

图 11.6 B3 呼吸困难相关超声

呼吸困难病因	肺炎	肺栓塞	气胸	肺水肿	肺挫伤
心脏	可有心包积液	右心室扩张,低动力状态,室间隔反常运动	右心室变小,高动力状态	可有左心室扩张,左心室低动力状态,可有瓣膜功能异常	无特异性
下腔静脉	无特异性	直径固定或扩张	直径固定或扩张	直径固定或扩张	无特异性
肺	局部 B/B'型表现,可有碎片征,可有动态支气管充气征,可有胸腔积液	A 型表现,肺搏动,可有肺实变	A'型表现,可有肺点	B 型表现,肺搏动,可有胸腔积液	局部 B/B'型表现,碎片征,可有动态支气管充气征,可有胸腔积液
其他	可能有膈肌运动降低	可有静脉血栓形成,肝静脉扩张	可有气管移位肝静脉扩张	可有肝静脉扩张	可有胸腔或腹腔积液

图 11.7 B3 呼吸困难相关超声(续)

呼吸困难病因	COPD	哮喘	慢性间质性疾病	ARDS	上气道阻塞,肺不张,气管导管位置错误
心脏	非特异性右心室扩大或肥厚	无特异性	非特异性右心室扩大或肥厚	非特异性右心室扩大或高动力状态	无特异性
下腔静脉	无特异性	无特异性	无特异性	无特异性	无特异性
肺	A 型表现,肺搏动,可有肺滑动征减弱	A 型表现,肺搏动,可有肺滑动征减弱	B 型表现,肺搏动,可有肺滑动征减弱	B/C 型表现,肺搏动,可有肺滑动征减弱,可有动态支气管充气征,可有积液	单侧或双侧的 A 型表现,肺搏动,可有肺滑动征明显减弱,可有静态支气管充气征
其他	—	—	—	—	膈肌运动降低,可能气管导管误入食道

C 休克相关超声

图 11.8 C 休克相关超声心动图

休克状态

心脏基础疾病	超声重点检查		可能的临床诊断
I	左心房与左心室扩张	是	扩张型心肌病
II	左心室肥厚	是	肥厚型梗阻性心肌病 主动脉瓣狭窄 高血压型心肌病等
III	右心室扩张,可有心肌肥厚	是	慢性肺源性心脏病

下腔静脉

<1cm 并且自主呼吸吸气时萎陷 >50% 1~1.5cm 并且被动机械通气时,吸气相扩张 >20%	血容量过低	结合右心室和左心室容积减小,动力增强,可确认诊断
呼吸时变化在 1.5~2.5cm 之间 自主呼吸吸气时萎陷 <50%	正常。不确定时,在 I II III 检查阳性的情况下,可考虑血容量不足	
扩张并且直径固定	可能右心衰竭,心包填塞,液体超负荷	

图 11.9 C 休克相关超声心动图(续)

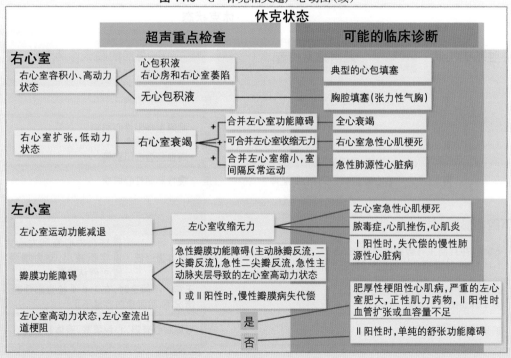

休克状态

超声重点检查		可能的临床诊断

右心室

右心室容积小、高动力状态
- 心包积液 右心房和右心室萎陷 → 典型的心包填塞
- 无心包积液 → 胸腔填塞(张力性气胸)

右心室扩张,低动力状态 — 右心室衰竭
- + 合并左心室功能障碍 → 全心衰竭
- + 可合并左心室收缩无力 → 右心室急性心肌梗死
- + 合并左心室缩小,室间隔反常运动 → 急性肺源性心脏病

左心室

左心室运动功能减退 — 左心室收缩无力
- → 左心室急性心肌梗死
- → 脓毒症,心肌挫伤,心肌炎
- → I 阳性时,失代偿的慢性肺源性心脏病

瓣膜功能障碍
- 急性瓣膜功能障碍(主动脉瓣反流,二尖瓣反流),急性二尖瓣反流,急性主动脉夹层导致的左心室高动力状态
- I 或 II 阳性时,慢性瓣膜病失代偿

左心室高动力状态,左心室流出道梗阻
- 是 → 肥厚性梗阻性心肌病,严重的左心室肥大,正性肌力药物,II 阳性时血管扩张或血容量不足
- 否 → II 阳性时,单纯的舒张功能障碍

C1 休克相关超声

图 11.10　C1　休克相关超声

休克及无脉性电活动	心包填塞	肺栓塞	张力性气胸	心力衰竭	低血容量伴低外周阻力
心脏	右心室小合并高动力状态，心包积液	右心室扩张合并低动力状态,收缩期室间隔反常运动	右心室小合并高动力状态	可有左心室扩张,左心室低动力状态,可有瓣膜功能障碍	左心室和右心室容积减小伴高动力状态
下腔静脉	扩张或充血直径不变	扩张或充血直径不变	扩张或充血直径不变	扩张或充血直径不变	变异度大或可萎陷
肺	A型表现	A型表现可有肺实变	A型表现	A型表现可有胸腔积液	A型表现
其他	肝静脉扩张	静脉血栓形成,肝静脉扩张	气管移位,肝静脉扩张	肝静脉扩张	腹腔积液或腹膜后积液,可疑腹主动脉瘤,可疑脓毒症

缩 略 词

AO	Aorta	主动脉
AV	Aortic Valve	主动脉瓣
CCA	Common Carotid Artery	颈总动脉
CBD	Common Bile Duct	胆总管
CCW	Counterclockwise	逆时针方向
CF	Color Flow	彩色血流
CFA	Common Femoral Artery	股总动脉
CFV	Common Femoral Vein	股总静脉
CHD	Common Hepatic Duct	肝总管
CW	Clockwise	时针方向
DCM	Dilated Cardiomyopathy	扩张型心肌病
DFV	Deep Femoral Vein	股深静脉
ET	Endotracheal	气管内

FV	Femoral Vein	股静脉
GB	Gallbladder	胆囊
GSV	Greater Saphenous Vein	大隐静脉
HOMC	Hypertrophic Obstructive Cardiomyopathy	肥厚型梗阻性心肌病
IJV	Internal Jugular Vein	颈内静脉
Inn	Innominate	无名的
IVC	Inferior Vena Cava	下腔静脉
IVS	Interventricular Septum	室间隔
LA	Left Atrium	左心房
LLQ	Left Lower Quadrant	左下象限
LUQ	Left Upper Quadrant	左上象限
LV	Left Ventricle	左心室

LVOT	Left Ventricular Outflow Tract	左心室流出道
MV	Mitral Valve	二尖瓣
ON	Optic Nerve	视神经
ONSD	Optic Nerve Sheath Diameter	视神经鞘直径
PAP	Pulmonary Artery Pressure	肺动脉压
PE	Pulmonary Embolus	肺栓塞
PEA	Pulseless Electrical Activity	无脉性电活动
PFA	Profunda Femoris Artery	股深动脉
PI	Pulmonary Incompetence	肺动脉瓣关闭不全
PR	Pulmonary Regurgitation	肺动脉瓣返流
PV	Pulmonary Valve	肺动脉瓣
PW	Pulsed Wave Doppler	脉冲多普勒
RA	Right Atrium	右心房

RAP	Right Atrial pressure	右心房压力（右房压）
RLQ	Right Lower Quadrant	右下象限
RUQ	Right Upper Quadrant	右上象限
RV	Right Ventricle	右心室
RVIT	Right Ventricular Inflow Tract	右心室流入道
RVOT	Right Ventricular Outflow Tract	右心室流出道
SCV	Subclavian Vein	锁骨下静脉
SFA	Superficial Femoral Artery	股浅动脉
SFV	Superficial Femoral Vein	股浅静脉
SVC	Superior Vena Cava	上腔静脉
TV	Tricuspid Valve	三尖瓣
US	Ultrasound	超声